Hjertekirurgisk

sygepleje

den komplette guide

Freja Madsen

Indholdsfortegnelse

« I en hjertekirurgs hænder er et hjerte ikke bare et organ, men symbolet på en ny chance med hvert eneste slag. »

Kapitel 1

13

INTRODUKTION
HJERTEKIRURGI

Historie og udvikling
Hjertekirurgi

Hjertekirurgiens historie er både fascinerende og et vidnesbyrd om menneskehedens utrolige evne til at skubbe grænserne for videnskab og medicin for at redde liv. Når vi dykker ned i fortiden, opdager vi, at de første indgreb på hjertet blev betragtet som en ufremkommelig grænse, et område af menneskekroppen, der blev kaldt "den forbudte zone". Hjertets kompleksitet og følsomhed stod længe i vejen for direkte kirurgi.

I begyndelsen af det 20. århundrede vovede modige pionerer at nærme sig dette mystiske organ og udførte simple operationer, ofte under omstændigheder, hvor det var sidste chance. Men det virkelige gennembrud kom med udviklingen af hjerte-lunge-maskinen i 1950'erne. Dette revolutionerende apparat gjorde det muligt at omdirigere blodgennemstrømningen midlertidigt, hvilket gav kirurgerne en mulighed for at operere på det stationære hjerte.

Denne innovation åbnede dørene for moderne hjertekirurgi og førte til en række hurtige fremskridt. Aorto-koronar bypass, hjerteklapkirurgi og endda hjertetransplantation blev muligt. Liv, der tidligere ville være gået tabt på grund af hjertefejl eller fremskreden hjertesygdom, er blevet reddet.

I løbet af årtierne har hjertekirurgien udviklet sig med nye teknologier og teknikker. Minimalt invasiv kirurgi har f.eks. gjort det muligt at udføre større indgreb gennem små snit, hvilket har reduceret restitutionstider og komplikationer betydeligt. Avancerede billeddannelsesmetoder, innovative materialer til proteser og implantater og forbedrede protokoller til præ- og postoperativ pleje har også spillet en vigtig rolle.

I dag er hjertekirurgi, der engang blev set som et mirakel, blevet en standardprocedure på mange hospitaler verden over. Hjertekirurger, bevæbnet med dybdegående viden og banebrydende teknologi, fortsætter med at udvide grænserne for, hvad der er muligt, mens de altid husker de modige pionerer, der kom før dem. Og selvom udfordringerne fortsætter, ser fremtiden for hjertekirurgi lys ud og giver håb om nye innovationer og endnu mere bemærkelsesværdige kure.

Problemerne og kompleksiteten Hjertekirurgi

Hjertekirurgi, hjørnestenen i moderne medicin, er fyldt med betydelige udfordringer og kompleksitet, der er forbundet med det organ, der behandles: hjertet. Dette vitale organ, drivkraften bag livet, udgør en konstant udfordring for kirurgerne på grund af dets betydning og sarte mekanik.

Et af de første spørgsmål er uden tvivl den risiko, der er forbundet med enhver operation på et så vitalt organ. En simpel fejl, en lille fejljustering eller en mindre komplikation kan have fatale konsekvenser. Denne virkelighed lægger et stort ansvar på kirurgens skuldre, hvor hver eneste beslutning tæller, og fejlmarginen er minimal.

Indgrebenes tekniske kompleksitet er et andet vigtigt aspekt. Kirurgerne skal have et indgående kendskab til hjertets anatomi, forstå finesserne i de forskellige væv, vener, arterier og klapper og mestre brugen af avanceret udstyr. Nye teknologier som robotassisteret kirurgi og avancerede billeddannelsesteknikker giver betydelige fordele, men kræver også specifik træning og færdigheder.

Den hurtige udvikling inden for medicinsk viden og teknologi betyder også, at kirurger hele tiden skal være opdaterede. Gårsdagens protokoller kan være forældede i morgen og erstattet af nye, mere effektive eller sikrere metoder.

Desuden stopper hjertekirurgi ikke ved selve operationen. Lige så vigtig er den præoperative pleje, som er afgørende for at forberede patienten og minimere risici, og den postoperative fase, som er afgørende for at sikre optimal bedring og forebygge komplikationer. Samarbejde med andre sundhedsprofessionelle - kardiologer, anæstesilæger, specialsygeplejersker, fysioterapeuter - er derfor essentielt.

Endelig er der det etiske og menneskelige spørgsmål. Ud over deres tekniske færdigheder står hjertekirurger ofte over for vanskelige beslutninger: hvornår de skal operere, hvornår de skal vælge et mindre invasivt alternativ, og hvornår de desværre må erkende, at kirurgi ikke længere kan hjælpe. På sådanne tidspunkter er evnen til at kommunikere med medfølelse, afveje fordele og ulemper og respektere patientens ønsker og værdighed fundamental.

Selv om hjertekirurgi er et medicinsk ekspertiseområde, er det stadig en delikat kunst, hvor videnskab, teknik, etik og menneskelighed konstant skal flettes sammen for at tilbyde patienterne det allerbedste.

Sygeplejerskens betydning
i dette speciale

Hjertekirurgi, med dens kompleksitet og udfordringer, kræver et dedikeret og dygtigt medicinsk team, hvor hvert medlem spiller en afgørende rolle. I denne sammenhæng får sygeplejersken, der ofte opfattes som kirurgens diskrete, men vigtige skygge, en særlig betydning.

Fra starten er den hjertekirurgiske sygeplejerske et af de første kontaktpunkter for patienten. De indsamler vigtige medicinske oplysninger, vurderer patientens tilstand og hjælper med at få plejeplanen på plads. Dette førstehåndsindtryk, denne evne til at berolige og etablere et tillidsforhold, kan have en betydelig indvirkning på patientens samlede oplevelse.

Sygeplejersken spiller også en central rolle under selve operationen, selvom det ofte foregår uden for operationsstuen. De forbereder patienten, sikrer, at alt det nødvendige medicinske udstyr er klar, og sørger for, at sikkerhedsprotokollerne bliver fulgt til punkt og prikke.

Efter en operation er det ofte sygeplejersken, der tager sig af patienten i de første afgørende øjeblikke på opvågningsstuen. De overvåger vitale tegn, håndterer smerter, opdager eventuelle komplikationer og er klar til at gribe ind i en nødsituation. I de efterfølgende dage fortsætter sygeplejersken med at overvåge patientens fremskridt, give medicin, skifte forbindinger, vejlede patienten gennem fysioterapi og sikre en gnidningsløs overgang til genoptræning derhjemme.

Ud over disse kliniske ansvarsområder spiller den hjertekirurgiske sygeplejerske en vigtig rolle i patient- og familieuddannelse. De informerer dem om operationens art, postoperativ pleje, tegn på komplikationer og stadier af bedring. Denne uddannelse er afgørende, hvis patienten skal forstå, deltage aktivt i sin bedring og indtage en adfærd, der vil gavne deres hjertesundhed på lang sigt.

Men ud over deres tekniske og uddannelsesmæssige færdigheder, er det måske i det menneskelige aspekt, at sygeplejersker skinner klarest. For mange er hjertekirurgi en skræmmende og følelsesladet oplevelse. Sygeplejersken tilbyder trøst, et lyttende øre og psykologisk støtte, og bliver ofte den beroligende hånd at ryste eller den skulder, man kan læne sig op ad.

Så i hjertekirurgiens præcise, koordinerede ballet er sygeplejersken meget mere end en simpel medhjælper: Han eller hun er en hjørnesten, der sikrer patientens velbefindende i alle faser og garanterer, at det menneskelige element altid forbliver kernen i den terapeutiske tilgang ud over videnskab og teknik.

Kapitel 2

2

ANATOMI OG HJERTEFYSIOLOGI

Forståelse af hjertet : struktur og funktioner

I hjertet af vores kredsløbssystem ligger et enestående organ, hjertet, hvis præcise og konstante mekanik sikrer fordelingen af blod i hele vores krop. For at forstå kompleksiteten i hjertekirurgi er det vigtigt at begynde med en detaljeret udforskning af dette fascinerende organ. Kernestruktur :

Hjertet er en hul muskel, der er opdelt i fire kamre: to forkamre (venstre og højre) og to hjertekamre (venstre og højre). Disse kamre er adskilt af skillevægge: atrieseptum mellem atrierne og ventrikkelseptum mellem ventriklerne.

Blodgennemstrømningen gennem disse kamre reguleres af fire hjerteklapper:

Mitralklappen: mellem det venstre forkammer og det venstre hjertekammer.

Trikuspidalklappen: mellem det højre forkammer og det højre hjertekammer.

Pulmonalklappen: ved udgangen af højre ventrikel mod lungearterien.

Aortaklappen: ved udgangen af venstre hjertekammer mod aorta.

Hjertets funktioner :

Pumper: Hjertet fungerer som en pumpe, der cirkulerer blodet rundt i kroppen. Venstre hjertekammer pumper iltet blod rundt i kroppen via aorta, mens højre hjertekammer sender iltfattigt blod til lungerne via lungearterien.

Iltning: Det højre forkammer modtager iltfattigt blod fra venerne og leder det til højre hjertekammer. Derfra sendes det til lungerne for at blive iltet. Når blodet er iltet, vender det tilbage til hjertet og kommer ind i det venstre forkammer, før det pumpes til det venstre hjertekammer og derefter til resten af kroppen.

Rytmicitet: Hjertet har et iboende elektrisk system, der sikrer regelmæssig sammentrækning. Sino-atrialknuden (SAN), som ligger i det højre forkammer, er hjertets naturlige pacemaker. Den genererer elektriske impulser, der bevæger sig gennem forkamrene, derefter til den atrioventrikulære knude (AVN) og til sidst til ventriklerne, hvilket udløser muskelsammentrækninger.

Hjertet og kredsløbssystemet :
Hjertet arbejder tæt sammen med blodkarrene for at danne kredsløbssystemet. Dette system er opdelt i to hovedkredsløb:

Lungekredsløb: hvor blodet sendes til lungerne for at blive iltet.

Systemisk kredsløb: hvor iltet blod transporteres til alle andre organer og væv i kroppen.

Hjertet er et vidunder af biologisk ingeniørkunst, en robust, men skrøbelig maskine, der opretholder livet i os med hvert eneste slag. Dets komplekse struktur og vitale funktioner kræver en dyb forståelse for dem, der ønsker at gribe ind kirurgisk. Og selv for almindelige dødelige kan en forståelse af dette fantastiske organ føre til sundere livsstilsvalg og bedre hjertesundhed.

Almindelige hjertesygdomme

Hjertesygdomme er mange og varierede og rammer millioner af mennesker verden over. Disse sygdomme kan påvirke selve hjertets struktur, dets pumpekapacitet eller det elektriske system, der styrer dets rytme. Her er en liste over almindelige hjertesygdomme:

Koronar hjertesygdom (eller åreforkalkning) :

Dette er den mest almindelige   årsag til hjertesygdomme. Det skyldes ophobning af ateromatøse plaques (lipidaflejringer) på væggene i kranspulsårerne, hvilket reducerer ilttilførslen til hjertemusklen.

Kan føre til angina pectoris eller myokardieinfarkt (hjerteanfald).

Hjertesvigt :

Opstår, når hjertet ikke pumper blod så effektivt, som det burde.

Kan skyldes andre hjertesygdomme såsom myokardieinfarkt eller forhøjet blodtryk.

Kardiomyopatier :

Det er sygdomme i selve hjertemusklen.

Det kan skyldes genetiske årsager, infektioner, toksiner eller metaboliske sygdomme.

Valvulopatier :

Tilstande, der påvirker hjerteklapperne, som kan være forsnævrede (stenose) eller ikke lukke ordentligt (insufficiens eller regurgitation).

Hjerterytmeforstyrrelser (arytmier) :

Unormal hjertefrekvens eller -rytme.

Eksempler: atrieflimren, ventrikulær takykardi, ventrikelflimren, hjerteblok.

Medfødte   hjertefejl :

Strukturelle abnormiteter i hjertet, der er til stede fra fødslen, såsom Fallots tetralogi eller ventrikelseptumdefekt.

Perikarditis :

Betændelse i den tynde hinde, der omgiver hjertet, hjertesækken.

Kan være forårsaget af infektion, traume eller andre medicinske tilstande.

Endokarditis :

Betændelse i hjertets   indre foring, ofte forårsaget af en bakterieinfektion.

Hypertensiv hjertesygdom :
Hjerteproblemer forårsaget af forhøjet blodtryk, som kan påvirke hjertet, arterierne eller begge dele.

Iskæmisk hjertesygdom :
Forårsaget af en reduktion i blodtilførslen til hjertemusklen, som regel på grund af åreforkalkning i kranspulsårerne.

Selvom disse tilstande er almindelige, varierer de betydeligt i deres symptomer, årsager og behandlinger. Talrige medicinske, kirurgiske og livsstilsmæssige indgreb kan hjælpe med at håndtere, behandle eller forebygge disse tilstande. Forståelse af og viden om disse tilstande er afgørende for alle, der arbejder med kardiologi eller hjertekirurgi.

Kardiologiske diagnostiske teknikker og udstyr

Kardiologi er som medicinsk speciale afhængig af en bred vifte af diagnostiske teknikker og udstyr til at vurdere hjertets funktion, identificere hjertesygdomme og bestemme den bedste terapeutiske tilgang. Her er en oversigt over de teknikker og det udstyr, der almindeligvis anvendes inden for området:

Elektrokardiogram (EKG) :
Måler den elektriske aktivitet i hjertet.
Bruges til at opdage arytmier, myokardieinfarkt og andre abnormiteter.

Ekkokardiografi (ekko) :
Bruger ultralydsbølger til at producere billeder af hjertet i bevægelse.

Den kan vurdere størrelse, form og funktion af ventrikler og klapper og opdage misdannelser i hjertet.

Stresstest :

Patienten udfører fysisk aktivitet (ofte på et løbebånd), mens hans eller hendes hjerteaktivitet overvåges.

Bruges til at opdage koronararteriesygdom.

Holter-EKG :

Et bærbart apparat, der registrerer hjertets elektriske aktivitet over en længere periode (ofte 24 timer).

Bruges til at opdage intermitterende arytmier.

Magnetisk resonanstest af hjertet (MRI af hjertet) :

Bruger magnetfelter til at producere detaljerede billeder af hjertet.

Kan opdage kardiomyopati, hjertetumorer og andre abnormiteter.

Computertomografi af hjertet (hjerte-CT) :

En form for røntgen, der giver detaljerede tværsnitsbilleder af hjertet.

Bruges ofte til at visualisere kranspulsårerne og opdage kalkaflejringer.

Hjertekateterisering (eller koronarangiografi) :

Et kateter indsættes i en arterie og føres til hjertet.

Gør det muligt at måle tryk, analysere blodgennemstrømning og indsprøjte et farvestof for at visualisere kranspulsårerne.

Koronar angiografi :

En særlig   form for hjertekateterisation, hvor man indsprøjter et farvestof for at visualisere kranspulsårerne ved hjælp af røntgenstråler.

Nuklear stresstest :

En lille mængde radioaktivt stof injiceres, og patienten gennemgår derefter en stresstest.

Der optages billeder for at vurdere blodgennemstrømningen til hjertet under træning.

Tilt-test :

Patienten placeres på et bord, der skifter vinkel.

Bruges til at diagnosticere årsagerne til uforklarlige besvimelser.

Elektrofysiologi (EP) :

Undersøgelse af hjertets elektriske kredsløb.

Gør det muligt at lokalisere kilden til arytmier og finde frem til den bedste behandling.

Monitor for hjertehændelser:

En bærbar enhed, der kan aktiveres af patienten, når han/hun oplever symptomer.

Registrerer elektrisk aktivitet under disse episoder.

Disse diagnostiske værktøjer, der ofte bruges i kombination, giver kardiologer et detaljeret overblik over hjertets funktion og mulige sygdomme. De er afgørende for at kunne træffe terapeutiske beslutninger og forbedre resultaterne for patienter, der lider af hjertesygdomme.

Kapitel 3

FØR OPERATIONEN
-
DEN PRÆOPERATIVE ROLLE SYGEPLEJERSKEN

Præoperativ vurdering af patienten

Den præoperative vurdering af en patient, der skal gennemgå en hjertekirurgi, er en afgørende fase for at sikre en vellykket operation og minimere risiciene. Denne omfattende vurdering omfatter kliniske, funktionelle, psykologiske og sociale aspekter. Formålet er at identificere potentielle problemer, der kan påvirke forløbet af operationen og den postoperative restitution.

Klinisk evaluering :

Sygehistorie: Indsamling af sygehistorie, tidligere operationer, aktuel medicin og allergier.

Fysisk undersøgelse: Vurdering af almentilstand, hjertefunktion (auskultation, palpation), lungefunktion og andre kropssystemer.

Diagnostiske tests :

Elektrokardiogram (EKG): Analyse af hjertets elektriske aktivitet.

Ekkokardiografi: Vurdering af hjertets funktion og struktur.

Røntgenbillede af **b r y s t k a s s e n** : Undersøgelse af lungerne og hjertets størrelse/ form.

Blodprøver: Vurdering af nyrefunktion, leverfunktion, elektrolytniveauer, komplet blodtælling og koagulation.

Træningsstresstest: Evaluering af hjertets kapacitet under træning.

Hjertekateterisering: Hvis det er nødvendigt for at vurdere tilstanden af kranspulsårerne og hjertekamrene.

Funktionel vurdering :

Vurdering af patientens evne til at udføre daglige aktiviteter.

Identifikation af funktionsbegrænsninger, der kan kræve postoperativ rehabilitering.

Psykosocial vurdering :

Vurdering af patientens psykologiske tilstand og evne til at forstå og følge de postoperative anbefalinger.

Overvejelser om familie eller social støtte efter operationen.

Ernæringsmæssig vurdering :

Vurdering af ernæringsstatus for at opdage eventuelle mangler.

Råd og anbefalinger til optimering af præoperativ ernæring.

Vurdering af anæstesirisici :

Konsultation med anæstesilægen for at vurdere de specifikke risici, der er forbundet med anæstesi.

Diskussion af mulige anæstesimetoder og håndtering af postoperative smerter.

Evaluering af andre systemer :

Lungefunktion, nyretest, neurologisk vurdering, hvis det er nødvendigt, afhængigt af patientens historie og de forventede risici ved operationen.

Diskussion med patienten og familien:

Præsentation af risici, fordele og alternativer til kirurgi.

Indhentning af informeret samtykke.

Denne omfattende præoperative vurdering har til formål at give patienten den bedste chance for en vellykket operation og samtidig reducere potentielle komplikationer. Det kræver et tæt samarbejde mellem kardiologer, kirurger, anæstesilæger, sygeplejersker og andet sundhedspersonale for at sikre optimal patientpleje.

Patientuddannelse :
mental og fysisk forberedelse

Patientuddannelse forud for hjertekirurgi er en grundlæggende søjle i den præoperative proces. Kirurgi, især på et organ, der er så vitalt som hjertet, kan være en overvældende oplevelse for mange patienter. De følelsesmæssige, psykologiske og fysiske problemer, der er involveret, kræver omhyggelig forberedelse.

På den ene side er mental forberedelse afgørende. Det gør patienten i stand til at forstå operationens natur, dens fordele, risici og langsigtede konsekvenser. Ved at tilegne sig denne viden kan patienten gradvist overvinde sin frygt, angst og enhver anden følelse af usikkerhed. Lægeteams kan gennem informationsmøder, uddannelsesbrochurer eller udtalelser fra andre patienter, der har haft en lignende oplevelse, i høj grad hjælpe med at afmystificere kirurgi. Det er også vigtigt at opmuntre patienterne til at stille spørgsmål, udtrykke deres bekymringer og diskutere deres følelser med deres nærmeste eller sundhedspersonalet.

Fysisk forberedelse er lige så vigtigt. Den dækker over flere aspekter. For det første handler det om at optimere patientens fysiske tilstand for at fremme en hurtig postoperativ restitution. Det kan involvere udholdenheds-, muskelstyrkende eller åndedrætsøvelser, som altid tilpasses patientens individuelle situation. Det er også vigtigt at gøre patienterne opmærksomme på vigtigheden af en afbalanceret kost for at styrke immunforsvaret og reducere risikoen for postoperative infektioner. Derudover kan der arrangeres undervisningssessioner, hvor patienten lærer teknikker til smertehåndtering, hvordan man bevæger sig rundt efter operationen, og hvordan man identificerer og rapporterer eventuelle komplikationer.

Patientuddannelse er en kontinuerlig tovejsproces. Den involverer et tæt samarbejde mellem patienten, hans eller hendes familie og det medicinske team. Ved at give patienterne viden, udstyre dem med de nødvendige værktøjer og opmuntre dem til at spille en aktiv rolle i deres behandling, kan vi give dem den bedst mulige chance for succes, både mentalt og fysisk.

Koordinering med det kirurgiske team

Koordinering med det kirurgiske team er en af de mest afgørende faser i behandlingen af en hjertekirurgisk patient. Det garanterer ikke kun operationens succes, men også patientens sikkerhed og velbefindende. Denne koordinering kan sammenlignes med en medicinsk ballet, hvor hver fagperson spiller en nøglerolle, orkestreret med præcision for at sikre total harmoni under operationen og i den postoperative periode.

For det første er der hjertekirurgen, operationens mester, som fastlægger den kirurgiske plan baseret på patientens diagnose. Hans koordinering med teamet er afgørende for at sikre, at alle faser af operationen forløber efter planen. Han eller hun skal også arbejde tæt sammen med anæstesilægen, som spiller en afgørende rolle for at sikre, at patienten forbliver stabil under operationen. Anæstesilægen skal informeres om alle faser af operationen, så han kan tilpasse sin anæstesistrategi derefter.

Og så er der operationssygeplejerskerne. De forbereder operationsområdet, assisterer kirurgen med de nødvendige instrumenter og sørger for, at miljøet forbliver sterilt. Deres rolle er afgørende for, at operationen forløber gnidningsløst, og for at minimere risikoen for infektion.

Uden for operationsstuen spiller det koordinerende team også en afgørende rolle. Det omfatter de kliniske sygeplejersker, som forbereder patienterne til operationen, informerer dem om indgrebet og tager sig af dem efter operationen, samt de medicinske assistenter, som administrerer aftaler, prøver og logistikken i forbindelse med patientens ophold på hospitalet.

Det er også vigtigt at koordinere med specialister som kardiologer, radiologer og andet sundhedspersonale, der kan give værdifuld information om patientens tilstand og de bedste behandlingsprotokoller, der skal følges.

Endelig er kommunikation med patienten og hans familie et lige så vigtigt aspekt af denne koordinering. Det kirurgiske team skal sikre, at patienten forstår operationens art, de tilknyttede risici og de faser, der er involveret i den postoperative restitution.

Overordnet set er koordinering med det kirurgiske team en kompleks proces, der kræver åben kommunikation, gensidig respekt mellem fagfolk og et konstant fokus på patientens velbefindende. Hvert medlem af teamet bringer sin egen ekspertise til bordet, og det er ved at arbejde sammen på en synkroniseret måde, at de kan garantere det bedste resultat for patienten.

Kapitel 4

PÅ OPERATIONSSTUEN - SAMMEN MED KIRURGEN

Steril tilberedning
og opsætning af instrumenter

Steril klargøring og placering af instrumenter er kritiske trin i hjertekirurgi. De sikrer patientsikkerheden ved at forebygge risikoen for infektion og får operationen til at forløbe mere problemfrit for det kirurgiske team. Selvom disse trin kan virke rutinemæssige for erfarne fagfolk, kræver de ekstrem koncentration og streng metodik.

Steril forberedelse begynder længe før, patienten kommer ind på operationsstuen. Det kræver omhyggelig desinfektion af rummet, udstyret og selvfølgelig patienten selv. Hver overflade, hvert redskab, hvert par hænder, der kommer i kontakt med operationsfeltet, skal steriliseres. Det indebærer grundig rengøring af lokalet, antiseptisk vask af personalets hænder og underarme, brug af sterile operationskitler og brug af operationsafdækninger til at isolere operationsområdet.

Placeringen af instrumenterne er også en kunst i sig selv. Hvert instrument har en specifik funktion, og dets umiddelbare tilgængelighed kan gøre forskellen mellem en problemfri operation og en mere kompliceret situation. Instrumenterne placeres normalt på sterile bakker i en rækkefølge, der respekterer deres brug eller funktion. Operationssygeplejersken eller operationsassistenten kender disse instrumenter ud og ind og ved præcis, hvor hvert enkelt redskab er, så de kan give det til kirurgen på en brøkdel af et sekund, når der er brug for det.

Processen med steril forberedelse og placering af instrumenter styres af strenge protokoller, som definerer hvert trin. Disse protokoller er resultatet af årtiers kirurgisk erfaring og er blevet udviklet for at maksimere patientsikkerheden og samtidig give det kirurgiske team et optimalt arbejdsmiljø.

Steriliteten skal opretholdes under hele operationen. Det betyder, at enhver bevægelse, enhver gestus, skal udføres med den største omhu. Hvis et instrument tabes, eller det sterile felt på nogen måde kompromitteres, skal der straks tages skridt til at rette op på situationen og beskytte patienten.

Steril forberedelse og placering af instrumenter er tavse, men absolut afgørende trin i kirurgien. De viser, at det kirurgiske team er dedikeret til at sikre patientens sikkerhed og velbefindende, samtidig med at de arbejder med den største effektivitet og præcision.

Kontinuerlig patientovervågning

Kontinuerlig patientovervågning under og efter hjertekirurgi er en vigtig del af den medicinske behandling. Formålet er ikke kun at sikre patientens sikkerhed, men også tidligt at opdage eventuelle komplikationer eller ændringer i tilstanden, som kan kræve indgriben. I det dynamiske og ofte uforudsigelige miljø, som hjertekirurgi er, er grundig monitorering nøglen til at sikre, at patienterne får den bedst mulige pleje i alle faser af deres helbredelse.

Under operationen spiller anæstesilægen en central rolle ved konstant at overvåge patientens vitale tegn. Disse omfatter hjerterytme, blodtryk, iltmætning og andre specifikke parametre såsom niveauet af bedøvelsesmiddel. Ethvert udsving i disse parametre kan indikere et problem, der kræver øjeblikkelig indgriben. Anæstesilægen bruger en række forskellige apparater, herunder hjertemonitorer og pulsoximetre, til at overvåge patientens tilstand i realtid.

Efter operationen, når patienten overføres til intensivafdelingen eller en hjertekirurgisk afdeling, er kontinuerlig overvågning stadig afgørende. Hjertemonitorer sporer konstant hjertets elektriske aktivitet, mens andre enheder måler blodtryk, åndedrætsfrekvens og kropstemperatur. Sygeplejerskerne, som står i frontlinjen for denne overvågning, observerer og fortolker dataene, mens de regelmæssigt vurderer patienten for eventuelle tegn på lidelse eller komplikationer.

Men overvågning stopper ikke ved maskiner og skærme. Den omfatter også gentagne kliniske vurderinger for at sikre, at patienten vågner korrekt op fra anæstesien, at den neurologiske funktion er intakt, at operationssårene heler som forventet, og at der ikke er tegn på infektion. Smerter, ubehag, forvirring eller andre symptomer, som patienten selv rapporterer, er også værdifulde indikatorer, der kan vejlede det medicinske team om mulige problemer.

Kommunikation mellem det medicinske team er afgørende i denne overvågningsproces. Sygeplejersker, læger, fysioterapeuter og andre specialister udveksler konstant information om patientens tilstand og sikrer, at hver enkelt fagperson er opdateret med den seneste udvikling.

Kontinuerlig patientovervågning inden for hjertekirurgi er en kompleks ballet, hvor banebrydende teknologi og kliniske færdigheder kombineres for at give et uvurderligt sikkerhedsnet. Det er takket være denne konstante opmærksomhed og usvigelige årvågenhed, at komplikationer kan opdages tidligt og håndteres proaktivt, hvilket maksimerer den enkelte patients chancer for at komme sig og få succes.

Kirurgisk assistance :
de vigtigste øjeblikke

Kirurgisk assistance i hjertekirurgi er en præcis og synkroniseret dans, hvor hver handling, hver beslutning, hver gestus tæller. Denne koordinering mellem den ledende kirurg og hans assistent er afgørende for operationens succes og patientens velbefindende. Her er et kig på de vigtigste øjeblikke i kirurgisk assistance inden for hjertekirurgi.

1. Forberedelse før brug :
Allerede inden patienten kommer ind på operationsstuen, arbejder den kirurgiske assistent tæt sammen med kirurgen om at forberede operationen. Det indebærer gennemgang af patientens journal, diskussion af de teknikker, der skal bruges, og forberedelse af de nødvendige instrumenter og udstyr.

2. Placering af patienten :
Når patienten sover, hjælper assistenten med at placere ham eller hende korrekt på operationsbordet. Dette trin er afgørende for at sikre optimal adgang til operationsområdet og samtidig beskytte patienten mod mulige skader eller komplikationer.

3. Kirurgisk åbning :
Under det første snit og adgangen til hjertet spiller assistenten en afgørende rolle ved at holde vævet tilbage, bruge retraktorer til at give kirurgen et klart synsfelt og forudse kirurgens behov for at lette adgangen.

4. Kritiske øjeblikke i interventionen :
I følsomme faser som bypassoperationer eller reparation af hjerteklapper er assistenten der for at give de nødvendige instrumenter, suge væsker op eller sy. Hver bevægelse er koordineret, hver handling er forudset.

5. Lukning :
Når den primære hjerteprocedure er afsluttet, hjælper assistenten med at lukke det kirurgiske område. Det indebærer ofte at sætte suturer, kontrollere hæmostase (for

at sikre, at der ikke er nogen blødning) og lægge forbindinger.

6. Endelig optælling af instrumenter :
For at sikre patientens sikkerhed sørger operationsassistenten sammen med afdelingssygeplejersken for, at der bliver gjort rede for alle de instrumenter, der er blevet brugt under operationen, og at der ikke er blevet efterladt nogen genstande inde i patienten.

7. Overførsel og kommunikation :
Efter operationen spiller den kirurgiske assistent en nøglerolle i overførslen af patienten til opvågningsstuen eller intensivafdelingen. De er også vigtige for at kommunikere detaljerne om operationen til det postoperative plejeteam.

Disse nøgleøjeblikke fremhæver operationsassistentens uundværlige rolle i hjertekirurgi. Hans eller hendes evne til at forudse kirurgens behov, reagere hurtigt på uforudsete omstændigheder og arbejde i harmoni med hele operationsteamet er afgørende for at garantere det bedst mulige resultat for patienten.

Kapitel 5

EFTER OPERATIONEN - POSTOPERATIV PLEJE

Umiddelbar postoperativ overvågning: vitale tegn og potentielle komplikationer

Umiddelbar postoperativ overvågning efter hjertekirurgi er en kritisk fase, hvor patienten skal have maksimal opmærksomhed. De første par timer efter en sådan operation er afgørende for hurtig opdagelse og behandling af eventuelle komplikationer. Patientens vitale tegn og fysiologiske parametre overvåges omhyggeligt, hvilket afspejler kroppens og det nyopererede hjertes funktion.

1. Vitale tegn :

- **Hjertefrekvens:** Konstant overvågning udføres for at opdage enhver arytmi eller uregelmæssighed i hjerterytmen.
- **Blodtryk:** Blodtrykket skal være stabilt. Højt eller lavt blodtryk kan indikere henholdsvis blødning eller svaghed i hjertemusklen.
- **Iltmætning:** Et fald kan indikere et problem med lunge- eller hjertefunktionen.
- **Åndedrætsfrekvens:** Denne overvåges, især hvis patienten stadig er intuberet eller viser tegn på åndedrætsbesvær.
- **Kropstemperatur:** Feber kan indikere en infektion, mens hypotermi kan være et resultat af den ekstrakorporale cirkulation, der anvendes under operationen.

2. Potentielle komplikationer at holde øje med :

- **Hjertetamponade:** En ophobning af væske i hjertesækken, som kan komprimere hjertet.
- **Blødning:** Blodtab er almindeligt efter hjertekirurgi. Overvågning af dræn og drænanordninger er afgørende.
- **Tromboemboli:** Blodpropper kan dannes og forårsage et slagtilfælde eller en lungeemboli.

- **Nyreinsufficiens: Nyrerne** kan være påvirket af kirurgi eller ekstrakorporeal cirkulation. Urinstof- og kreatininniveauer overvåges.

  Funktionsfejl i transplantatet: Efter en hjertetransplantation skal funktionen af det nye hjerte overvåges.

3. Andre parametre, der skal overvåges :

  Smerter: Håndtering af patienternes smerter er afgørende for deres helbredelse.

  Lungefunktion: Auskultation og måling af lungekapacitet hjælper med at opdage eventuelle respiratoriske komplikationer.

  Neurologiske tegn: Bevidsthed, evne til at bevæge sig, tale og andre neurologiske tegn vurderes for at opdage mulig hjerneskade.

4. Kommunikation med patienten :

Det er vigtigt at berolige patienterne, informere dem om operationen og besvare eventuelle spørgsmål, de måtte have. Denne kommunikation styrker patientens tillid til det medicinske team og gør det lettere for dem at samarbejde i overvågningsfasen.

Umiddelbar postoperativ monitorering er en vigtig fase i behandlingen af patienter, der har gennemgået en hjertekirurgi. Hurtig opdagelse og håndtering af potentielle komplikationer i denne periode kan have stor indflydelse på resultatet og patientens helbredelse.

Smertebehandling og patientkomfort

Smertebehandling og patientkomfort efter hjertekirurgi er afgørende for optimal helbredelse. Dårligt kontrollerede smerter kan hæmme helingen, øge risikoen for postoperative komplikationer og påvirke patientens livskvalitet negativt. Her er en oversigt over denne håndtering, der kombinerer medicinske teknikker, sygepleje og komplementære tilgange.

1. Vurdering af smerte :
Frem for alt er det vigtigt at vurdere patientens smerter regelmæssigt. Man kan bruge smerteskalaer som den visuelle analoge skala (VAS) eller den numeriske skala. Patientens ansigtsudtryk, kropsholdning og adfærd er også vigtige indikatorer.

2. Analgetiske lægemidler :
- **Ikke-opioide analgetika:** Såsom paracetamol eller ikke-steroide antiinflammatoriske lægemidler (NSAID'er), der bruges til mild til moderat smerte.
- **Opioider:** f.eks. morfin eller fentanyl, der ordineres til moderate til stærke smerter. De kræver omhyggelig overvågning på grund af deres bivirkninger.
- **Supplerende medicin:** Såsom antikonvulsiva eller antidepressiva, som kan bruges til at behandle visse neuropatiske smerter.

3. Ikke-farmakologiske teknikker :
- **Termoterapi:** Påføring af varme eller kulde kan lindre smerter.
- **Massage:** Kan hjælpe med at slappe af i musklerne og forbedre blodcirkulationen.
- **Afslapning og dyb vejrtrækning:** hjælper med at reducere spændinger og angst.
- **Tidlig mobilisering:** At opmuntre patienten til at bevæge sig og gå kan hjælpe med at forebygge stivhed og forbedre kredsløbet.

4. Patientkomfort :
- **Lejring:** Sørg for en behagelig stilling i sengen, og skift regelmæssigt patientens stilling for at forebygge tryksår.
- **Hygiejne:** Regelmæssig pleje af huden og slimhinderne samt mundskyl kan forbedre komforten.
- **Ernæring: Den** rigtige kost kan hjælpe med rekonvalescensen og øge velværet.

5. Patientuddannelse:
  • Det er vigtigt at informere patienterne om vigtigheden af at rapportere deres smerter og om den ordinerede medicin og dens potentielle bivirkninger. Patienterne skal også informeres om de ikke-medicinske teknikker, der er tilgængelige for dem.
6. Regelmæssig overvågning:
  • Patientens smerter og komfort skal revurderes regelmæssigt for at sikre, at interventionerne er effektive, og for at justere plejeplanen, hvis det er nødvendigt.
7. Komplementære tilgange :
  • Teknikker som akupunktur, bevægelsesterapi og musik kan også udforskes, afhængigt af patientens behov og præferencer.

Håndteringen af smerter og komfort efter hjertekirurgi er flerdimensionel og kræver et tæt samarbejde mellem patienten, sundhedspersonalet og de pårørende. Effektiv håndtering kan fremskynde helbredelsen, forbedre patienttilfredsheden og reducere risikoen for komplikationer.

Patientuddannelse til genopretning i hjemmet

Patientuddannelse i restitution i hjemmet efter hjertekirurgi er afgørende for at sikre en sikker og effektiv restitution. De første par uger derhjemme kræver særlig opmærksomhed fra både patienten og plejepersonalet. At tage hjem er et øjeblik, man ser frem til, men det kan også være en kilde til angst. Det er derfor vigtigt at forberede patienten.

1. Fysiske aktiviteter :

- **Progressiv mobilisering:** Patienterne bør gradvist øge deres aktivitetsniveau, begyndende med korte daglige gåture.
- **Begrænsninger:** Undgå tunge løft og anstrengende aktiviteter i de første par uger.
- **Rehabilitering:** Hvis det er nødvendigt, kan et hjerterehabiliteringsprogram anbefales for at styrke hjertet og forbedre udholdenheden.

2. Sårpleje :

- **Overvågning:** Undersøg såret dagligt for tegn på infektion, f.eks. rødme, sivning eller suturer, der trækker sig fra hinanden.
- **Rengøring:** Følg anvisningerne for rengøring af såret og skift af forbindinger.

3. Medicin :

- **Overholdelse af recepter:** Tag al medicin som foreskrevet uden afbrydelser, medmindre din læge råder dig til andet.
- **Bivirkninger:** Vær opmærksom på eventuelle bivirkninger, og vid, hvornår du skal søge læge.

4. Ernæring :

- **Afbalanceret kost: Spis** en hjertesund kost, der er rig på frugt, grøntsager og fuldkorn, og som har et lavt indhold af salt og mættet fedt.
- **Begrænsning af væske:** Afhængigt af din læges råd kan det være nødvendigt at begrænse dit vandindtag.

5. Advarselsskilte :

- Informer patienten om eventuelle symptomer, der kræver akut lægehjælp, såsom brystsmerter, unormal åndenød, hjertebanken eller ødemer.

6. Medicinsk opfølgning:

- **Konsultationer:** Overhold alle postoperative aftaler med kirurgen og kardiologen.
- **Kontrol:** Regelmæssige kontrolundersøgelser, såsom blodprøver eller elektrokardiogrammer, kan være planlagt.

7. Følelsesmæssigt velbefindende :

Støtte: Opmuntr patienterne til at udtrykke deres følelser og bekymringer. Hjertekirurgi kan have en følelsesmæssig indvirkning.

Støttegrupper: Nogle patienter har gavn af at dele deres erfaringer med andre, der har gennemgået en lignende operation.

8. Andre råd :

Rygning: Det er vigtigt at holde op med at ryge for at beskytte dit hjerte.

Søvn: Sørg for at få nok hvile, og undgå lange lure, som kan forstyrre nattesøvnen.

9. Konsekvenser for omsorgspersoner :

Pårørende skal trænes i at yde den nødvendige pleje og overvåge symptomerne. De spiller en nøglerolle ved at yde følelsesmæssig og praktisk støtte.

At komme sig derhjemme efter en hjertekirurgi er en vigtig fase, der kræver forberedelse, uddannelse og støtte. Med de rette værktøjer og oplysninger kan patienterne forvente en sikker hjemkomst og en gradvis genoptagelse af deres aktiviteter.

Kapitel 6

PSYKOLOGISKE UDFORDRINGER OG FØLELSESMÆSSIG

Forståelse af stress
og patienternes angst

Den medicinske rejse, især når den involverer så store operationer som hjertekirurgi, er præget af øjeblikke med usikkerhed og angst for patienten. Selv om stress og angst til en vis grad er universelle, kan de variere i intensitet og karakter fra person til person. Det er vigtigt at forstå disse følelser for at kunne yde holistisk pleje.

1. Oprindelsen til stress og angst :
   - **Frygt for det ukendte: Hvis man** ikke ved, hvad man kan forvente før, under og efter operationen, kan det være en kilde til angst.
   - **Frygt for smerter: Smerter** efter operationen eller endda smerter i forbindelse med forundersøgelser er en almindelig bekymring.
   - **Bekymringer om resultater:** Frygt for, at operationen ikke vil have den ønskede effekt eller vil føre til komplikationer.
   - **Økonomiske konsekvenser:** Udgifterne til behandling, medicin og postoperativ pleje kan være stressende.

2. Fysiologiske tegn :
Stress og angst kan vise sig som symptomer som f.eks:
   - Hjertebanken.
   - En stigning i blodtrykket.
   - Søvnforstyrrelser.
   - Mavesmerter eller fordøjelsesproblemer.

3. Konsekvenser for genopretning :
Høje niveauer af angst kan :
   - Forlænger helingstiden.
   - Påvirke patientens evne til at følge medicinske anbefalinger.
   - Forværrer den følte smerte.

4. Lytte- og kommunikationsstrategier :

Stil spørgsmål: At spørge patienterne regelmæssigt, hvordan de har det, hjælper med at identificere deres bekymringer.

Beroligelse: Klar og præcis information kan hjælpe med at afmystificere operationen og reducere angsten.

Involvere: At involvere patienter i beslutninger vedrørende deres behandling betyder, at de spiller en aktiv rolle i deres behandling.

5. Teknikker til stresshåndtering :

Afslapningsteknikker: Dyb vejrtrækning, meditation eller visualisering kan hjælpe med at håndtere angst.

Kognitiv adfærdsterapi: Denne tilgang kan hjælpe med at identificere og ændre negative tanker.

Psykologisk støtte: En konsultation hos en psykolog eller psykiater kan være gavnlig.

Støttegrupper: At dele sine erfaringer med andre patienter kan give en følelse af solidaritet.

6. Implikationer for pårørende :

Det er vigtigt at erkende, at en patients angst også kan påvirke hans eller hendes nærmeste. At støtte dem og informere dem om, hvordan patienten har det, er afgørende for en integreret tilgang til pleje.

At anerkende og håndtere stress og angst hos patienter er et vigtigt aspekt af præ- og postoperativ pleje. Empatisk, holistisk pleje menneskeliggør ikke kun den medicinske rejse, men kan også forbedre de kliniske resultater og patienttilfredsheden.

At give følelsesmæssig støtte

At yde følelsesmæssig støtte til en patient, især i en medicinsk sammenhæng, er lige så vigtigt som fysiologisk pleje. Vejen til helbredelse er ikke blot brolagt med medicin og kirurgi, men er også dybt forankret i den psykologiske dimension af velvære. Vægten af følelser, hvad enten det er angst for en diagnose, frygt for et indgreb eller smerte, kan ofte overskygge selve de fysiske lidelser.

Lægepersonalets rolle, og i bredere forstand de mennesker, der er omkring patienten, er afgørende i denne støtteproces. At tilbyde et opmærksomt øre, være til stede og berolige, kan gøre hele forskellen. I denne delikate ballet af følelser kan den simple handling at holde en patients hånd eller komme med opmuntrende ord lette byrden af deres bekymringer. Men denne støtte handler ikke kun om gestus eller ord; det handler også om at skabe et miljø, der fremmer ro og tillid.

Psykologiske konsultationer, afslapnings- og meditationssessioner og træning af personalet i empatisk kommunikation er alle værdifulde værktøjer. Støttegrupper, hvor patienter deler deres erfaringer, kan også give et sikkert rum, hvor følelser ikke kun anerkendes, men også værdsættes.

Men den følelsesmæssige støtte stopper ikke på hospitalet eller klinikken. Familie og venner har en vigtig rolle at spille. Deres tilstedeværelse, forståelse og tålmodighed kan hjælpe patienterne med at føle sig forankrede, støttede og elskede og skabe et sikkerhedsnet omkring dem.

Den følelsesmæssige dimension af medicinsk behandling er ikke blot et supplement; den er uløseligt forbundet med den måde, hvorpå patienter helbreder, opfatter deres sygdom og finder tilbage til et fuldt og givende liv. At anerkende, værdsætte og reagere på følelsesmæssige behov er derfor et grundlæggende skridt i enhver omfattende medicinsk behandling.

Tag hånd om din egen mentale sundhed

At tage vare på sit mentale helbred er ikke bare en luksus, det er en livsnødvendighed. I en verden, hvor tempoet i livet, de daglige udfordringer og samfundets krav synes uendelige, er det vigtigt at være særligt opmærksom på vores psykiske velbefindende for at få et afbalanceret og tilfredsstillende liv.

At genkende vores egne følelser er det første skridt mod at tage ansvar for vores mentale sundhed. Hver af os kan på et eller andet tidspunkt føle stress, angst, tristhed eller andre følelser. Disse følelser er ikke et tegn på svaghed; de er en afspejling af vores erfaringer, vores udfordringer og vores menneskelighed. At acceptere dem uden at dømme dem hjælper os til bedre at forstå, hvad vi går igennem, og til at finde passende løsninger.

Livsstilsvaner spiller også en afgørende rolle. En afbalanceret kost, regelmæssig motion og kvalitetssøvn har alle en positiv indflydelse på vores sindstilstand. Forbindelsen mellem krop og sind er uløselig, og hvis man tager sig af den ene, vil det altid gavne den anden.

Øjeblikke med afslapning og foryngelse er vigtige. Uanset om det er gennem meditation, læsning, kunst eller blot en gåtur i naturen, er det vigtigt at tage sig tid til at koble fra, fokusere og genoplade vores følelsesmæssige batterier.

Dialog og deling kan være en livline i svære tider. At diskutere vores bekymringer med venner, familie eller professionelle kan hjælpe med at sætte tingene i perspektiv, finde støtte og løse op for visse følelser.

Uddannelse og bevidsthed er også afgørende. At forstå advarselstegnene på psykiske lidelser, vide, hvilke ressourcer der er til rådighed, og holde sig ajour med de seneste fremskridt inden for mental sundhed kan hjælpe med at forebygge og effektivt håndtere psykologiske udfordringer.

Lad os ikke glemme, at det at bede om **hjælp** ikke er et tegn på svaghed, men på styrke. I nogle tilfælde kan det være den bedste måde at tackle og overvinde forhindringer på at konsultere en professionel inden for mental sundhed, hvad enten det er en terapeut, rådgiver eller psykiater.

At tage vare på vores egen mentale sundhed er en løbende rejse med forståelse, accept og proaktivitet. Det er en forpligtelse over for os selv, som ikke kun gør det muligt for os at navigere gennem livets storme, men også at nyde de rolige øjeblikke fuldt ud.

Kapitel 7

ARBEJDE SOM EN DEL AF ET TEAM I HJERTEKIRURGI

At kommunikere effektivt med kirurger, anæstesilæger og andre teammedlemmer

Kommunikation er den livsvigtige arterie, der gennemstrømmer hele den medicinske proces, og den får en særlig afgørende dimension i et kirurgisk team. Den kompleksitet og præcision, der kræves i hjertekirurgi, gør kommunikation til et ikke-forhandlingsbart element i patienternes sikkerhed og velbefindende.

At navigere i det dynamiske og krævende landskab på operationsstuen kræver en bemærkelsesværdig beherskelse af sprog, gestik og lyttefærdigheder. At forstå nuancerne hos hver enkelt specialist, hvad enten det er kirurg eller anæstesilæge, er afgørende for at kunne forudse deres behov og handle derefter. Udvekslingen af information skal være klar, kortfattet og frem for alt rettidig. Det er ikke bare et spørgsmål om at viderebringe beskeder, men om at forstå finesserne bag hver anmodning eller indikation.

Gensidig tillid mellem de enkelte medlemmer af teamet er fundamentet for denne kommunikation. Hver enkelt fagperson, der er bevidst om sin rolle og sit ansvar, skal også anerkende og værdsætte de andres ekspertise. Det er i denne tillid, at evnen til at stille spørgsmål, søge afklaring eller endda komme med forslag ligger.

Synergi med anæstesilæger er for eksempel afgørende. Deres indgreb, som går langt ud over simpel sedation, kræver et tæt samarbejde for at garantere patientens komfort og sikkerhed. Konstant, flydende dialog sikrer, at vitale parametre opretholdes, at smerter håndteres, og at eventuelle komplikationer straks identificeres og behandles.

Desuden er kommunikationen ikke begrænset til de kritiske øjeblikke under operationen. Præoperative møder, hvor detaljer og strategier for operationen diskuteres, er lige så afgørende. Det er på disse tidspunkter, at en handlingsplan udarbejdes, potentielle forhindringer identificeres, og teamet samles om fælles mål.

Ud over ord er det også vigtigt at være opmærksom på det, der ikke bliver sagt, på fagter, tonefald og den generelle atmosfære på operationsstuen. I et miljø, hvor hvert sekund tæller, kan et simpelt ansigtsudtryk eller en gestus formidle et vigtigt budskab.

At kommunikere effektivt med kirurger, anæstesilæger og andre teammedlemmer er en delikat dans af respekt, lytning og forståelse. Det er denne harmoni, denne symfoni af interaktioner, der sikrer, at hver patient får den højeste kvalitet af pleje.

Sygeplejerskens rolle i tværfaglige møder

Sygeplejerskens rolle i tværfaglige møder er meget mere end blot at være deltager. De er broen mellem patienten og det medicinske team og bidrager med et unikt perspektiv, der omfatter både patientens kliniske og følelsesmæssige behov. På disse møder, hvor forskellige specialister mødes for at diskutere pleje, spiller sygeplejersken flere vigtige roller.

For det første er sygeplejersker ofte de første til at se patienternes reaktioner på deres behandling, hvad enten de er fysiologiske, følelsesmæssige eller psykosociale. De kan give uvurderlig information om effektiviteten af en behandling, eventuelle bivirkninger og patientens bekymringer og følelser. Dette perspektiv er fundamentalt, da det sikrer, at de beslutninger, der træffes, er patientcentrerede og tager højde for hele patientens oplevelse.

Takket være deres uddannelse og erfaring på området kan sygeplejersker desuden bidrage aktivt til den kliniske diskussion. De kan stille spørgsmål, foreslå løsninger og endda i nogle tilfælde foreslå alternativer baseret på deres egen ekspertise eller på patientens feedback. Dette bidrag er så meget desto mere værdifuldt, hvis sygeplejersken har indgående kendskab til patientens daglige virkelighed.

Sygeplejersker spiller også en koordinerende rolle. Da de befinder sig i krydsfeltet mellem mange interaktioner - med patienten, familien, læger, terapeuter og andre medlemmer af plejeteamet - er de ofte bedst placeret til at sikre problemfri kommunikation mellem alle interessenter. De kan præcisere instruktioner, minde folk om vigtige oplysninger eller bare sikre, at alle er på bølgelængde.

Sygeplejersker bidrager også med deres ekspertise inden for uddannelse og bevidstgørelse. Uanset om de forklarer en patologi, diskuterer konsekvenserne af en behandling eller vejleder en patient gennem præoperativ forberedelse, er deres evne til at oversætte komplekse medicinske begreber til forståelige termer afgørende. På et tværfagligt møde kan denne evne hjælpe med at formulere plejeplaner, der ikke kun opfylder kliniske behov, men også er pragmatiske og opnåelige.

Sygeplejerskens rolle i disse møder går videre end blot at deltage. De er en vigtig stemme, en patientfortaler, en vigtig samarbejdspartner og et vigtigt led i plejekæden. I sundhedsvæsenets store orkester er sygeplejersken en uvurderlig musiker, hvis melodi påvirker og beriger den samlede symfoni.

Håndtering af nødsituationer som et team

At håndtere nødsituationer som et team er en nøje koreograferet ballet, hvor hvert medlem spiller en afgørende rolle i en symfoni af indbyrdes afhængige handlinger. I disse intense øjeblikke, hvor hvert sekund tæller, er flydende koordinering, klar kommunikation og gensidig tillid afgørende.

Når der opstår en nødsituation, er det afgørende, at det medicinske team øjeblikkeligt kan indtage en nøddynamik. Det betyder, at de hurtigt skal samles, vurdere situationen nøjagtigt og træffe informerede beslutninger i patientens bedste interesse.

Det første skridt er vurdering. Uanset om der er tale om åndedrætsbesvær, hjertestop eller pludselig blødning, er det vigtigt hurtigt at fastslå, hvor alvorlig situationen er. På grund af sin umiddelbare nærhed til patienten er det ofte sygeplejersken, der slår alarm og påbegynder de første indgreb, mens han eller hun tilkalder hjælp.

På sådanne tidspunkter skal kommunikationen være kortfattet og præcis. Hvert medlem af teamet, hvad enten det er en læge, sygeplejerske, anæstesilæge eller andet sundhedspersonale, skal være i stand til at videregive vigtige oplysninger med så få ord som muligt, samtidig med at de forstår og forudser andres behov. Et blik, en gestus eller et enkelt ord kan være nok til at formidle et vigtigt budskab.

Gensidig tillid er den hemmelige ingrediens, der får dette komplekse maskineri til at fungere. Hver fagperson ved, at hans eller hendes kolleger er blevet trænet til disse situationer, og at de vil handle kompetent og flittigt. Det er ikke kun et spørgsmål om tillid til tekniske færdigheder, men også tillid til de enkelte medlemmers evne til at bevare roen, prioritere og samarbejde under pres.

Koordinering er afgørende. I en nødsituation er der ikke plads til dobbeltarbejde eller tøven. Hver handling skal orkestreres for at undgå dobbeltarbejde og sikre optimal pleje. Det kan kræve et midlertidigt hierarki, hvor én person (ofte den ældste læge eller teamlederen) tager tøjlerne og leder operationerne.

Men ud over øjeblikkelig handling betyder det at håndtere nødsituationer som et team også at vide, hvordan man støtter hinanden. Nødsituationer er hårde, både fysisk og følelsesmæssigt. Et opmuntrende ord, en støttende gestus eller bare et enkelt blik kan gøre en kæmpe forskel.

I en nødsituation bliver det medicinske team til en samlet enhed, hvor hvert medlem handler med usvigelig beslutsomhed og præcision. Det er et vidnesbyrd om modstandsdygtighed, træning og hengivenhed hos sundhedspersonale, der sammen stræber efter at redde liv.

Kapitel 8

59

TEKNIKKER OG SPECIFIKKE PROCEDURER I HJERTEKIRURGI

Åben hjerteoperation
og minimalt invasiv kirurgi

Hjertekirurgi er med sine bemærkelsesværdige teknologiske og medicinske fremskridt et område i konstant udvikling. Spektret spænder fra åben hjertekirurgi, en kompleks og invasiv procedure, til minimalt invasiv kirurgi, som lover mindre traumer og hurtigere helbredelse. At forstå disse to poler inden for hjertekirurgi er afgørende for sygeplejersker og alt andet sundhedspersonale, der er involveret i pleje af hjertepatienter.

Åben hjertekirurgi
a) Definition og proces:
Åben hjertekirurgi er en større operation, hvor patientens brystkasse åbnes for at give direkte adgang til hjertet. Den udføres normalt under ekstrakorporal cirkulation, hvor en maskine overtager blodcirkulationen, mens hjertet stoppes for at gøre det muligt at udføre operationen.

b) Standardprocedurer:
Typiske procedurer omfatter koronar bypass-kirurgi, udskiftning af hjerteklapper og reparation af medfødte hjertefejl.

c) Sygeplejerskens rolle:
Sygeplejersker spiller en vigtig rolle i patientforberedelsen, den intraoperative overvågning og den intensive postoperative pleje. De skal være højt kvalificerede til at håndtere potentielle komplikationer og sikre en stabil og kontinuerlig bedring.

Minimalt invasiv kirurgi
a) Definition og proces:
Minimalt invasiv kirurgi, også kendt som endoskopisk hjertekirurgi, er en nyere teknik, der forsøger at minimere

traumer ved at bruge meget mindre snit og ofte helt undgå at åbne brystkassen.

b) Standardprocedurer:
Det bruges ofte til hjerteklapoperationer og visse indgreb i kranspulsårerne.

c) Sygeplejerskens rolle:
I denne sammenhæng skal sygeplejerskerne være fortrolige med teknologien og specialudstyret og være i stand til at tilbyde passende postoperativ pleje for at fremme hurtig bedring og minimere komplikationer.

Sammenligning og overvejelser for **fremtiden**
a) Fordele og ulemper:
Hver type operation har sine specifikke fordele og ulemper. Åben hjertekirurgi er mere invasiv, men giver direkte og komplet adgang, mens minimalt invasiv kirurgi reducerer traumer og indlæggelsestid betydeligt.

b) Valg af procedure:
Valget mellem disse metoder afhænger af en række faktorer, herunder hjertepatologiens specifikke karakter, patientens generelle tilstand og det kirurgiske teams tekniske formåen.

c) Futuristisk udvikling:

Fremtiden for hjertekirurgi ligger sandsynligvis i den fortsatte udvikling af minimalt invasive teknikker og robotteknikker, mens man bevarer åben hjertekirurgi til de mest komplekse tilfælde.
I denne dynamiske og konstant udviklende kontekst skal sygeplejersker, sammen med hele det medicinske team, løbende opdatere deres viden og færdigheder, tilpasse sig og udvikle sig med videnskaben og teknologien inden for

hjertekirurgi for at tilbyde den bedst mulige pleje til deres patienter.

Hjertekateterisering og perkutane indgreb

Hjertekateterisering og perkutane indgreb udgør en verden for sig selv i behandlingen af hjertesygdomme. Disse procedurer, som er mindre invasive end åben kirurgi, foretrækkes ofte på grund af deres mindre traumatiske karakter, hurtigere restitutionstid og lavere risiko for komplikationer.

Hjertekateterisering
a) Definition og proces:
Hjertekateterisering er en diagnostisk procedure, der gør det muligt at undersøge hjertets funktion nøje. Et kateter indsættes i en arterie (normalt i lysken eller armen) og føres til hjertet. Når kateteret er på plads, kan det bruges til at måle trykket i de forskellige hjertekamre eller til at indsprøjte et kontrastmiddel, der muliggør detaljeret billeddannelse af kranspulsårerne.

b) Ansøgninger:
Denne teknik bruges ofte til at opdage blokeringer eller forsnævringer i kranspulsårerne, til at vurdere hjerteklapper eller til at diagnosticere andre hjertesygdomme.

c) Plejepersonalets rolle:
At forberede patienten ved at berolige dem om indgrebets art, overvåge kateterets fremskridt, forudse kardiologens behov og derefter overvåge indstiksstedet for tegn på komplikationer er afgørende elementer i sygeplejerskernes rolle.

Perkutane procedurer

<u>a) Definition og proces:</u>

Perkutane procedurer, som f.eks. angioplastik, involverer brug af katetre og andre instrumenter til at behandle hjerteproblemer direkte uden behov for åben kirurgi. Ved angioplastik pustes en ballon op for at åbne en blokeret arterie, og der indsættes ofte en stent (et lille metalrør) for at holde arterien åben.

<u>b) Ansøgninger:</u>

Disse procedurer bruges almindeligvis til at behandle hjerteiskæmi, visse aneurismer og andre vaskulære tilstande. De kan også bruges til at behandle hjerteklapsygdomme uden behov for åben kirurgi.

<u>c) Plejepersonalets rolle:</u>

Sygeplejersken skal sikre tilstrækkelig forberedelse af patienten, konstant overvågning under proceduren og specifik pleje efter proceduren. Smertebehandling, overvågning af vitale tegn og observation af indstiksstedet for blødning er afgørende.

Globale overvejelser

Fordelene ved perkutane procedurer omfatter mindre snit, kortere indlæggelse og generelt hurtigere bedring. Men de er ikke uden risici, og det er vigtigt med en ordentlig vurdering for at finde den bedste metode til den enkelte patient.

Efterhånden som teknologien skrider frem, bliver disse mindre invasive teknikker stadig udviklet og forbedret, hvilket giver nye behandlingsmuligheder for hjertepatienter. For sygeplejersker og andet sundhedspersonale er det vigtigt at holde sig ajour med disse fremskridt og tilpasse sig nye teknikker for at sikre optimal og sikker pleje af deres patienter.

HJERTETRANSPLANTATION: PROCES OG POSTOPERATIV PLEJE

Hjertetransplantation, som er en imponerende medicinsk bedrift, er ofte den sidste behandlingsmulighed for patienter med hjertesvigt i slutstadiet. Processen er kompleks og involverer tværfaglig pleje før, under og efter operationen. For sygeplejersker er en grundig forståelse af transplantationsprocessen og de postoperative krav afgørende for at sikre patientens velbefindende og overlevelse.

Hjertetransplantationsprocessen

a) Evaluering og udvælgelse:

Før en patient kommer i betragtning til transplantation, foretages der en grundig vurdering for at sikre, at vedkommende er både medicinsk og psykologisk egnet. Denne vurdering tager højde for sværhedsgraden af hjertesvigtet, prognosen uden transplantation og patientens evne til at overholde den strenge postoperative behandling.

b) Venter på donationen:

Når en patient er godkendt til transplantation, bliver vedkommende sat på venteliste til en egnet donor. I denne periode kan patienten have brug for hospitalsindlæggelse til hjertestøtte eller andre indgreb for at stabilisere sin tilstand.

c) Operationen:

Når man har fundet et kompatibelt hjerte, bliver patienten hurtigt forberedt til operationen. Selve transplantationen er en stor operation, hvor det syge hjerte fjernes og erstattes af donorhjertet.

Postoperativ pleje
<u>a) Intensiv overvågning:</u>
Efter transplantationen placeres patienten normalt på en intensivafdeling, hvor han eller hun overvåges nøje for mulige komplikationer, såsom afstødning af det nye organ, infektioner eller kredsløbsproblemer.

<u>b) Håndtering af udskrivning:</u>
En af de største bekymringer efter en transplantation er risikoen for, at modtagerens immunsystem afstøder det nye organ. For at forhindre dette får patienterne immunosuppressive lægemidler. Sygeplejersker spiller en nøglerolle i at uddanne patienter om vigtigheden af disse lægemidler og deres mulige bivirkninger.

<u>c) Rehabilitering:</u>
Helbredelsesprocessen involverer ofte genoptræning for at hjælpe patienten med at genvinde styrke og udholdenhed. Sygeplejersker hjælper med at koordinere og overvåge denne genoptræning og sikrer, at patienten gør fremskridt uden at overbelaste det nye hjerte.

<u>d) Langsigtet overvågning:</u>
Overvågning efter transplantation er en livslang forpligtelse. Patienterne skal se deres læger regelmæssigt og gennemgå tests for at overvåge det nye hjertes funktion. Sygeplejerskerne, som ofte er det første kontaktpunkt for patienterne mellem disse besøg, skal være opmærksomme på tegn på komplikationer eller manglende overholdelse af behandlingen.

<u>e) Følelsesmæssig støtte:</u>
Hjertetransplantation er en følelsesladet oplevelse. Sygeplejersker spiller ofte en støttende rolle og hjælper patienterne med at håndtere angst, depression og de psykologiske udfordringer, der er forbundet med en sådan procedure.

Hjertetransplantation giver en ny chance for at leve, men der følger også en række udfordringer med. Sygeplejersker, som er kernen i plejen af transplantationspatienter, skal ikke kun være udstyret med medicinsk viden, men også med kommunikations-, empati- og støttefærdigheder for at hjælpe deres patienter gennem denne livsforandrende periode.

Kapitel 9

9

LEDELSE SPECIFIKKE KOMPLIKATIONER

Postoperative arytmier

Postoperative arytmier er uregelmæssige hjerterytmer, der opstår efter hjerteoperationer. De er almindelige og kan variere fra milde og midlertidige til alvorlige og potentielt dødelige. Årsagen er multifaktoriel og skyldes kirurgisk traume, elektrolytforandringer, iskæmi eller inflammation. Forståelse af arytmier er afgørende for sundhedspersonale, især sygeplejersker, for at sikre optimal patientbehandling.

Typer af postoperativ arytmi
a) <u>Atrieflimren (AF):</u>
Det er den mest almindelige postoperative arytmi efter hjertekirurgi, især hjerteklapkirurgi. AF kan øge risikoen for slagtilfælde og kræver ofte antikoagulerende behandling.

b) <u>Atrieflagren:</u>
Ligesom atrieflagren involverer atrieflagren hurtig, men mere organiseret elektrisk aktivitet i forkamrene. Det kan konvertere til AF eller omvendt.

c) <u>Hjerteblokke:</u>
Det kan være atrioventrikulære blokke af varierende grad. I nogle tilfælde kan det være nødvendigt med midlertidig eller permanent implantation af en pacemaker.

d) <u>Ventrikulær takykardi (VT):</u>
Mindre almindelig end AF, men potentielt farligere, kan VT degenerere til ventrikelflimren, som er en medicinsk nødsituation.

Risikofaktorer
Faktorer, der kan bidrage til postoperative arytmier, omfatter elektrolytubalancer (især kalium og magnesium), høj alder, eksisterende hjertesvigt, forhøjet blodtryk samt operationens art og varighed.

At tage styringen
a) Overvågning:
Tæt overvågning er afgørende. Patienterne overvåges generelt løbende for at opdage eventuelle uregelmæssigheder på et tidligt tidspunkt.

b) Medicinering:
Antiarytmiske lægemidler, såsom amiodaron, kan ordineres. Antikoagulantia kan også være nødvendigt for at forhindre tromboemboliske komplikationer.

c) Kardioversion:
Hvis en arytmi ikke forsvinder med medicin, kan der udføres elektrisk kardioversion (stød) for at genoprette en normal rytme.

d) Modulering af risikofaktorer:
Korriger elektrolytubalancer, kontroller smerter for at minimere stress, og begræns koffein og andre stimulanser.

Sygeplejerskernes rolle
Sygeplejersker spiller en central rolle i at opdage, håndtere og informere patienter om postoperative arytmier. De skal være uddannet til at genkende arytmier på monitorer, til at håndtere antiarytmiske lægemidler og til at forberede og assistere under kardioversion. Derudover er det vigtigt at uddanne patienterne i at genkende symptomer på arytmi og behovet for hurtig indgriben.

Postoperative arytmier er et stort problem efter hjertekirurgi. En passende og proaktiv behandling kan minimere komplikationer og forbedre patientresultaterne.

Hjertesvigt postkirurgisk

Postkirurgisk hjertesvigt er en alvorlig komplikation, der kan opstå efter en hjerteoperation. Det er kendetegnet ved, at hjertet ikke er i stand til at pumpe nok blod til at opfylde kroppens behov. Denne tilstand kan skyldes en række forskellige faktorer, lige fra direkte hjerteskade under operationen til indirekte komplikationer. Hurtig og effektiv håndtering af denne tilstand er afgørende for at optimere patientens resultater.

Årsager til postkirurgisk hjertesvigt
<u>a) Direkte myokardieskade:</u>
Manipulation eller snit i hjertemusklen under operationen kan midlertidigt forringe hjertets funktion.

<u>b) Myokardieiskæmi:</u>
Utilstrækkelig ilttilførsel til hjertemusklen, ofte på grund af okklusion eller nedsat blodgennemstrømning i kranspulsårerne, kan føre til hjertesvigt.

<u>c) Postoperativ hypertension:</u>
Højt blodtryk efter en operation kan øge hjertets arbejdsbyrde og forårsage eller forværre hjertesvigt.

<u>d) Valvulære komplikationer:</u>
Problemer med hjerteklapperne kan føre til hjertesvigt, uanset om de er der i forvejen eller er opstået efter en operation.

<u>e) Arytmier:</u>
Som nævnt ovenfor kan uregelmæssigheder i hjerterytmen forstyrre hjertets pumpeeffektivitet.

Symptomer og tegn
<u>a) Dyspnø:</u>
Åndenød, især når man træner eller ligger ned.

b) Ødem:
Hævelse, som regel af ben, ankler eller fødder, forårsaget af en ophobning af væske.

c) Udmattelse:
Svaghed eller udmattelse kan skyldes en utilstrækkelig tilførsel af ilt til vævene.

d) Udspiling af jugularis:
Hævelse af halsens vener kan observeres.

e) Rungende lunger:
Der kan høres krepitationer, når lungerne auskulteres.

At tage styringen
a) Medicinering:
Diuretika for at reducere overskydende væske, inotroper for at styrke hjertets sammentrækningskraft og andre lægemidler for at forbedre hjertefunktionen kan ordineres.

b) Iltbehandling:
Tilførsel af ekstra ilt kan hjælpe med at kompensere for manglen på ilt på grund af dårlig cirkulation.

c) Overvågning:
Tæt overvågning, herunder ekkokardiografi, elektrokardiografi og andre tests, er afgørende for at vurdere og justere behandlingen.

d) Invasive procedurer:
I alvorlige tilfælde kan det være nødvendigt med ventrikulære hjælpemidler eller endda en hjertetransplantation.

Sygeplejerskernes rolle
Sygeplejersker er i frontlinjen, når det gælder om at opdage tegn på postoperativt hjertesvigt. De vurderer regelmæssigt patientens hæmodynamiske status, administrerer den

ordinerede medicin, overvåger bivirkninger og reaktioner på behandlingen og uddanner patienter og deres familier i hjemmepleje og overvågning. Deres årvågenhed og ekspertise er afgørende for at optimere plejen af patienter med denne komplikation.

Selvom postoperativt hjertesvigt er en frygtet komplikation, kan det håndteres med den rette behandling. Tidlig opdagelse, hurtig indgriben og tæt samarbejde mellem læger, sygeplejersker og andet sundhedspersonale er nøglen til et optimalt resultat.

Komplikationer forbundet med medicinsk udstyr (pacemakere, shunts, klapper)

Medicinsk udstyr som pacemakere, shunts og hjerteklapper har revolutioneret behandlingen af hjertesygdomme. Disse livreddende indgreb har forbedret og forlænget livet for millioner af patienter. Men som alle medicinske indgreb er de ikke uden potentielle komplikationer. Forståelse og overvågning af disse komplikationer er afgørende for patientsikkerheden.

Pacemakere

a) Infektion:
Selvom det er sjældent, er infektion på implantatstedet en alvorlig komplikation, der kan kræve fjernelse af enheden og langvarig antibiotikabehandling.

b) Flytning af sonderne:
Pacemakertrådene kan nogle gange flytte sig fra deres oprindelige position, hvilket kræver en ny placering.

c) Afladede batterier:
Pacemakerens batterier har en begrænset levetid og skal udskiftes med jævne mellemrum.

d) Interferens:
Andet elektronisk eller medicinsk udstyr, såsom defibrillatorer eller visse medicinske maskiner, kan forstyrre pacemakerens funktion.

Koronare bypass-transplantationer
a) Okklusion af graft:
Ledningerne kan blive blokeret med tiden, hvilket kan føre til iskæmi eller et hjerteanfald.

b) Postoperativ blødning:
Alle hjerteoperationer kan føre til blødninger, som kan kræve indgreb.

c) Lungeproblemer:
Lungebetændelse og væskeansamling i lungerne er mulige komplikationer.

Hjerteklapper
a) Valvulær trombose:
Der kan dannes blodpropper på eller omkring de kunstige klapper, hvilket kan hindre blodgennemstrømningen eller forårsage en emboli.

b) Endokarditis:
Infektioner kan påvirke klapper, især kunstige.

c) Valvulær dysfunktion:
Ventilerne kan forringes eller ikke fungere korrekt, hvilket kan føre til lækage (regurgitation) eller forsnævring (stenose).

<u>d) Blødning:</u>
Nogle patienter med mekaniske klapper har brug for livslang antikoagulation, hvilket øger risikoen for blødning.

Den medicinske teknologi inden for kardiologi har gjort enorme fremskridt og tilbyder innovative løsninger på tidligere uhåndterlige hjerteproblemer. Men det er vigtigt at være på vagt over for mulige komplikationer. Inddragelse af sundhedspersonale, og især sygeplejersker, i uddannelse, overvågning og behandling af patienter, der er udstyret med disse anordninger, er afgørende for at sikre ikke bare procedurernes levetid, men også patientens generelle velbefindende.

Kapitel 10

75

VÆRKTØJER OG TEKNOLOGI I HJERTEKIRURGI

Hjertemonitorer
og overvågningsudstyr

Hjertemonitorer og overvågningsudstyr er vigtige redskaber inden for kardiologi, da de gør det muligt at observere hjertets elektriske og hæmodynamiske aktivitet i realtid. De bruges i mange forskellige sammenhænge, fra postoperativ overvågning til intensivafdelinger og ambulante klinikker.

Hjertemonitorer
a) Elektrokardiogram (EKG):
Det er en grafisk gengivelse af hjertets elektriske aktivitet. Det kan identificere arytmier, tegn på iskæmi og andre hjerteabnormaliteter.

b) Holter-monitorer:
Disse bærbare apparater optager patientens EKG i 24 timer eller mere. De bruges ofte til at opdage intermitterende arytmier.

c) Telemetri-monitorer:
Disse trådløse enheder bruges hovedsageligt på hospitaler og gør det muligt at fjernovervåge patienternes EKG'er, som regel fra en central station.

Udstyr til hæmodynamisk overvågning
a) Blodtryksmålere:
De kan være ikke-invasive (manchetter) eller invasive (arteriekatetre).

b) Pulsoximetre:
Disse apparater måler iltmætningen i blodet, normalt fra fingeren, øreflippen eller foden.

c) Ekkokardiografi:
Ved hjælp af ultralyd kan dette apparat visualisere hjertestrukturer, vurdere hjertefunktionen og opdage abnormiteter.

d) Hjertekateterisering og intrakardiale trykmonitorer:
Særlige katetre, der føres ind i hjertet, kan måle trykket inde i de forskellige hjertekamre.

Nye teknologier
a) Bærbare monitorer og wearables:
Enheder som smartwatches og hjerteplastre kan nu overvåge puls og andre parametre i realtid og advare brugerne om eventuelle uregelmæssigheder.

b) Fjernovervågningssystemer:
Patienter kan overvåges derhjemme ved hjælp af apparater, der overfører data i realtid til sundhedspersonalet.

Vigtigheden af overvågning
Hjerteovervågning er afgørende, ikke kun for at opdage abnormiteter, men også for at vejlede behandlingen. Sygeplejersker, læger og andet sundhedspersonale er afhængige af disse enheder for at kunne træffe informerede beslutninger om patientbehandling.

Desuden giver muligheden for at overvåge patienter i realtid, uanset om de er på hospitalet eller hjemme, patienterne og deres familier ro i sindet, fordi de ved, at uregelmæssigheder kan opdages hurtigt.

Hjertemonitorer og overvågningsudstyr er kernen i moderne kardiologisk behandling. Efterhånden som teknologien udvikler sig, bliver disse værktøjer mere og mere sofistikerede, hvilket giver en bedre forståelse af hjertet og letter optimal patientbehandling.

Brug af ultralyd
og Doppler på operationsstuen

Ultralyd og Doppler har fået en vigtig plads på operationsstuen, hovedsageligt på grund af deres evne til at give billeder i realtid af indre strukturer uden brug af stråling. Disse teknikker har revolutioneret den intraoperative behandling og giver kirurger og anæstesilæger en bedre forståelse af patientens anatomi og fysiologi.

Ultralyd på operationsstuen
a) Vejledning til procedurer:
Ultralyd bruges ofte til at guide procedurer som indsættelse af centrale venekatetre, udførelse af punkteringer eller biopsier eller den præcise placering af masser eller væsker.

b) Vurdering af hjertet:
Transøsofageal ekkokardiografi (TEE) bruges ofte under hjertekirurgi til at vurdere hjertefunktionen, tilstedeværelsen af luft i hjertekamrene eller til at visualisere klapper.

c) Vurdering af lungerne:
Ultralyd af lungerne kan hjælpe med at opdage abnormiteter som pneumothorax, pleuraeffusioner eller pulmonal konsolidering.

Doppler på operationsstuen
a) Vurdering af blodgennemstrømning:
Doppler, som måler bevægelsen af røde blodlegemer, kan bruges til at vurdere blodgennemstrømningen i kar. Det kan være afgørende under karkirurgi eller for at kontrollere levedygtigheden af et transplanteret organ.

<u>b) Påvisning af stenoser eller obstruktioner:</u>
Ved at måle hastigheden af blodgennemstrømningen kan Doppler hjælpe med at lokalisere og kvantificere forsnævringer i arterier eller vener.

<u>c) Overvågning af cerebral perfusion:</u>
Transkraniel Doppler bruges under visse operationer for at sikre, at hjernen gennemstrømmes korrekt.

Fordele ved ultralyd og Doppler
<u>a) Ikke-invasiv:</u>
Disse teknikker kræver ikke en invasiv procedure, hvilket reducerer de tilknyttede risici.

<u>b) Ingen afregistrering:</u>
I modsætning til røntgenstråler eller CT-scanninger bruger ultralyd og Doppler ikke stråling, hvilket er særligt vigtigt ved langvarige operationer.

<u>c) Billeder i realtid:</u>
Kirurger og anæstesilæger kan træffe beslutninger baseret på aktuelle oplysninger og ikke på præoperative billeder, som måske ikke længere er repræsentative for situationen.

Integrationen af ultralyd og Doppler på operationsstuen har uden tvivl forbedret sikkerheden og effektiviteten ved kirurgiske indgreb. Disse værktøjer giver et direkte indblik i patientens anatomi og fysiologi, hvilket muliggør bedre håndtering og potentielt reducerer komplikationer. Som med al anden teknologi kræver brugen af dem oplæring og ekspertise, men de fordele, de giver, gør dem til uvurderlige redskaber for det kirurgiske team.

Nylige innovationer
og deres indvirkning på sygeplejepraksis

Den medicinske verden har været vidne til mange innovationer i de senere år. Disse fremskridt, hvad enten det drejer sig om nye teknologier eller metoder, har en dybtgående indvirkning på sygeplejepraksis, idet de forandrer den måde, plejen leveres på, og forbedrer kvaliteten af plejen til patienterne. Lad os udforske disse innovationer og deres indvirkning på sygeplejefaget.

Telemedicin og fjernpleje
Med udviklingen af kommunikationsteknologier er telemedicin blevet en realitet. For sygeplejersker:
a) Fjernovervågning: Bærbare enheder muliggør kontinuerlig overvågning af forskellige fysiologiske parametre med alarmer, der sendes i realtid til plejepersonalet.
b) Virtuelle konsultationer: Sygeplejersker kan nu konsultere patienter på afstand, hvilket er særligt nyttigt for fjerntliggende befolkninger eller dem med nedsat mobilitet.

Kunstig intelligens (AI) og dataanalyse
a) Diagnostisk hjælp: Sofistikerede algoritmer kan hjælpe med at identificere uregelmæssigheder i patientdata og give værdifuld støtte i den diagnostiske proces.
b) Case management: AI-systemer kan automatisere visse administrative opgaver og frigøre tid til direkte patientpleje.

Robotteknologi og automatisering
a) Assisterende robotter: På nogle hospitaler hjælper robotter sygeplejerskerne med at transportere medicin eller udstyr, eller endda med opgaver som desinfektion.
b) Robotassisteret kirurgi: Selvom denne teknologi generelt styres af kirurger, kræver den, at sygeplejerskerne

er uddannet i de specifikke aspekter af robotassistance, især med hensyn til forberedelse og vedligeholdelse.

<u>Træning og virtuel virkelighed</u>
a) Simuleringer: Sygeplejersker kan øve komplekse procedurer i et virtuelt miljø, før de udfører dem på rigtige patienter.
b) Overvågning af færdigheder: Virtual reality-systemer kan vurdere sygeplejerskers færdigheder i realtid og muliggøre løbende forbedringer.

Innovationer inden for medicin og behandling
Fremskridt inden for genomforskning og personlig farmakologi betyder, at behandlinger kan skræddersys til den enkelte. Sygeplejersker spiller en vigtig rolle i overvågningen af patienternes reaktioner og håndteringen af bivirkninger.

<u>Indvirkning på sygeplejepraksis</u>
a) Uddannelseskrav: Behovet for løbende uddannelse for at holde trit med de nyeste teknologier.
b) Forbedring af plejekvaliteten: Innovationer kan gøre det muligt at opdage problemer på et tidligt tidspunkt og gribe mere effektivt ind.
c) Nye etiske udfordringer: Teknologi rejser spørgsmål om patienters privatliv, datasikkerhed og lige adgang til pleje.

Innovationer inden for medicin og teknologi har ændret sygeplejefaget markant. Selv om disse fremskridt giver mange muligheder for at forbedre patientplejen, kræver de også, at sygeplejerskerne hele tiden tilpasser sig, lærer nye færdigheder og møder nye udfordringer. Men i hjertet af disse forandringer forbliver essensen af sygeplejefaget - medfølelse, empati og engagement i patienternes velbefindende - urokkelig.

Kapitel 11

PATIENTSIKKERHED OG FOREBYGGELSE AF INFEKTIONER

Sundhedsrelaterede infektioner og forebyggelse af dem

Sundhedsrelaterede infektioner (HAI) er et stort problem i sundhedssektoren. De opstår, når en patient bliver smittet i forbindelse med medicinsk behandling. HCAI'er kan have alvorlige konsekvenser, lige fra forlænget hospitalsindlæggelse til permanente følger og endda dødsfald. Det er vigtigt at forstå deres oprindelse og mekanismer, hvis der skal indføres effektive forebyggende foranstaltninger.

Oprindelsen af IAS

Infektioner kan forårsages af en række forskellige mikroorganismer, herunder bakterier, vira og svampe. I et medicinsk miljø :

a) Endogen flora: Patienter bærer naturligt på mikroorganismer, som under visse omstændigheder kan blive patogene.

b) Krydstransmission: Plejepersonale kan utilsigtet overføre mikroorganismer fra en patient til en anden.

c) Hospitalsmiljø: Overflader, luft og vand kan være forurenet og blive smittekilder.

Almindelige typer af IAS

a) Infektioner på operationsstedet: Opstår efter en operation.

b) Kateter-associerede infektioner: Især infektioner på indstiksstedet eller i blodbanen i forbindelse med centrale venekatetre.

c) Ventilationsassocieret lungebetændelse: Hos patienter under mekanisk **ventilation.**

d) Urinvejsinfektioner i forbindelse med blærekateterisering.

<u>Forebyggelse af HCAI</u>

a) Håndhygiejne: Regelmæssig og grundig håndvask er den mest effektive måde at forebygge smitte på.

b) Brug af personlige værnemidler: Handsker, masker, kitler og briller kan beskytte både plejepersonalet og patienten.

c) Aseptiske teknikker: Ved udførelse af invasive procedurer for at sikre et sterilt miljø.

d) Rengøring og desinfektion: Regelmæssig rengøring af overflader og medicinsk udstyr.

e) Træning og bevidsthed: Informer og træn regelmæssigt det medicinske personale i god praksis.

f) Overvågning og audit: Identificer infektionsudbrud hurtigt og tag affære.

g) Vaccination: Beskyttelse af patienter og personale mod visse infektioner.

h) Forholdsregler ved isolation: For patienter, der er inficeret eller koloniseret af resistente eller meget overførbare mikroorganismer.

Infektioner erhvervet i sundhedsvæsenet er et stort problem for folkesundheden og patientsikkerheden. Forebyggelse er baseret på en kombination af enkle og komplekse foranstaltninger, der involverer alt medicinsk personale. Takket være konstant årvågenhed, løbende uddannelse og en sikkerhedskultur er det muligt at reducere risikoen for HCAI betydeligt og garantere bedre kvalitet i plejen for alle patienter.

Asepsis- og sterilisationsprotokoller inden for hjertekirurgi

Asepsis og sterilisering ved hjertekirurgi er afgørende for at forebygge postoperative infektioner. En streng protokol er afgørende for at garantere patientsikkerheden. Integriteten af disse protokoller garanterer kontamineringsfri kirurgi.

<u>Asepsis-protokol</u>

a) Håndvask: Grundig håndvask, der varer 2 til 6 minutter, ved hjælp af en kirurgisk teknik med en speciel børste og et passende antiseptisk middel, er det første skridt.

b) Brug af sterilt tøj: Kirurgisk tøj, der består af kittel, maske, hætte og sterile handsker, er vigtigt. Dobbelthandsker anbefales til højrisikoprocedurer.

c) Forberedelse af patienten : Operationsområdet barberes (om nødvendigt) og rengøres derefter med en antiseptisk opløsning, ofte jod- eller klorhexidinbaseret.

d) Brug af sterile afdækninger: Disse placeres rundt om operationsområdet for at skabe et sterilt rum.

e) Aseptisk håndtering: Ethvert materiale eller instrument, der kommer ind i det sterile område, skal håndteres aseptisk.

<u>Sterilisationsprotokol</u>

a) Forrengøring: Før sterilisering skal instrumenterne rengøres grundigt. Instrumenterne lægges i blød og børstes for at fjerne eventuelle rester.

b) Autoklavering: Kirurgiske instrumenter anbringes i en autoklave, som bruger damp under tryk til at dræbe mikroorganismer.

c) Ethylenoxidgas: Til instrumenter, der ikke kan autoklaveres, f.eks. visse elektroniske komponenter eller plastkomponenter.

d) Sterilitetskontrol: Efter sterilisering udføres en kontrol, normalt ved hjælp af kemiske eller biologiske indikatorer, for at sikre, at processen har været effektiv.

e) Opbevaring: Steriliserede instrumenter skal opbevares på et rent, tørt og støvfrit sted.

f) Håndtering efter sterilisering: Steriliserede instrumenter håndteres med omhu for at undgå kontaminering før brug.

Særlige kendetegn ved hjertekirurgi
Inden for hjertekirurgi kræver visse former for udstyr, såsom kanyler, kredsløbsunderstøttende kredsløb eller pacemakere, særlig opmærksomhed, når det gælder sterilisering. I betragtning af kompleksiteten af visse procedurer skal det kirurgiske team desuden sikre, at alle medlemmer er velinformerede og uddannede i asepsis- og sterilisationsprotokoller.

Nøje overholdelse af asepsis- og sterilisationsprotokoller inden for hjertekirurgi er afgørende. Den mindste fejl kan føre til alvorlige komplikationer for patienten. Hvert medlem af det kirurgiske team har en afgørende rolle at spille for at garantere operationens sikkerhed og succes.

Håndtering af situationer
forurening eller medicinske fejl

Håndtering af situationer, der involverer kontaminering eller medicinske fejl, er en stor udfordring for sundhedsinstitutionerne. Selvom de er sjældne, kan disse hændelser have dramatiske konsekvenser for patienterne og føre til tab af tillid til sundhedssystemet. En systematisk, gennemsigtig og omsorgsfuld tilgang er afgørende for håndteringen af disse situationer.

<u>Anerkendelse og vurdering</u>
a) Hurtig identifikation: Så snart en kontaminering eller en fejl mistænkes eller identificeres, er det afgørende at informere det pågældende medicinske team.
b) Klinisk vurdering af patienten: Patienten skal vurderes med det samme for at fastslå situationens alvor og de nødvendige indgreb.

Kommunikation

a) Informere patienten: Det er vigtigt at informere patienten eller familien på en gennemsigtig, ærlig og empatisk måde og forklare, hvad der er sket, konsekvenserne og de næste skridt.

b) Intern rapportering : Medicinske fejl og kontaminering skal rapporteres ved hjælp af facilitetens interne systemer for at sikre sporbarhed og efterfølgende analyse.

Medicinsk intervention

a) Øjeblikkelig behandling: Afhængigt af fejlens eller forureningens art kan det være nødvendigt med medicinske indgreb for at stabilisere patienten eller forhindre komplikationer.

b) Opfølgning: Patienterne skal have regelmæssig opfølgning for at opdage og håndtere eventuelle eftervirkninger.

Analyse af begivenheden

a) Analysemøde: Der afholdes et teammøde for at forstå den kæde af begivenheder, der førte til fejlen eller forureningen.

b) Systemisk tilgang: Fejl er generelt resultatet af en række systemiske fejl og ikke en enkelt persons skyld. Det er vigtigt at anvende en systemisk tilgang til at identificere de grundlæggende årsager.

Korrigerende foranstaltninger

a) Proceduremæssige forbedringer: Baseret på analysen af hændelsen kan det være nødvendigt at ændre protokoller og procedurer for at forhindre, at fejlen gentager sig.

b) Træning: Teams kan have brug for yderligere træning for at undgå lignende fejl i fremtiden.

<u>Psykologisk støtte</u>

a) For patienten : At opleve en medicinsk fejl eller kontaminering kan være traumatisk. Der skal tilbydes psykologisk støtte til patienter og deres familier.

b) Til det medicinske team: De involverede plejere kan føle sig skyldige, stressede eller ængstelige. De skal også have psykologisk støtte og et forum til diskussion.

Håndtering af situationer med kontaminering eller medicinske fejl kræver en flerdimensionel reaktion, hvor patienten er i centrum, men hvor man også er opmærksom på det medicinske teams velbefindende. Gennemsigtighed, empati og en forpligtelse til løbende forbedringer i sundhedssystemerne er afgørende for at genoprette tilliden og sikre patientsikkerheden i fremtiden.

Kapitel 12

91

FARMAKOLOGI I HJERTEKIRURGI

Kardiotropiske lægemidler og deres administration

Kardiotropiske lægemidler er en vigtig klasse af lægemidler inden for kardiologi. De virker specifikt på hjertet og blodkarrene for at behandle forskellige hjertesygdomme, forbedre patienternes livskvalitet og i mange tilfælde øge deres forventede levetid.
Introduktion til kardiotropiske lægemidler

Kardiotropisk medicin er grundlæggende designet til at påvirke hjertets funktion. Uanset om de bruges til at regulere hjertefrekvensen, øge eller mindske sammentrækningskraften eller påvirke blodtrykket, spiller disse lægemidler en grundlæggende rolle i behandlingen af hjertesygdomme.

Kategorisering af kardiotropiske lægemidler

- **Inotrope midler:** Disse stoffer påvirker hjertemusklens sammentrækningskraft.
  Eksempler: digoxin, dobutamin.
- **Kronotropiske midler:** Disse virker på hjertefrekvensen.
  Eksempler: atropin (positiv), propranolol (negativ).
- **Dromotroper:** Disse stoffer påvirker hastigheden af den elektriske ledning i hjertet.
  Eksempler: betablokkere, verapamil.
- **Vasodilatorer:** De udvider blodkarrene og reducerer den perifere modstand og blodtrykket.
  Eksempler: nitrater, diltiazem.
- **Diuretika:** De øger urinproduktionen og hjælper med at reducere hjertets arbejdsbyrde ved at reducere blodmængden.
  Eksempler: furosemid, hydrochlorthiazid.

Administration og tilsyn

Administration af kardiotropiske lægemidler kræver særlig opmærksomhed og regelmæssig overvågning på grund af deres direkte indvirkning på hjertefunktionen.

Dosering: Det er afgørende at administrere den korrekte dosis, da en underdosis kan være ineffektiv, mens en overdosis kan forårsage alvorlige bivirkninger.

Administrationsveje: Nogle lægemidler administreres oralt, andre intravenøst, og atter andre ved mere specialiserede metoder. Administrationsvejen vælges i forhold til patientens tilstand og den ønskede virkningshastighed.

Overvågning: Vitale tegn, især blodtryk, hjertefrekvens og åndedrætsfrekvens, bør overvåges regelmæssigt. Blodprøver kan også være nødvendige for at overvåge lægemiddelniveauer eller opdage mulige bivirkninger.

Lægemiddelinteraktioner: Mange kardiotrope lægemidler kan interagere med andre lægemidler, hvilket kræver omhyggelig ordinationsstyring og overvågning.

Kardiotropiske lægemidler er uundværlige redskaber i behandlingen af hjertesygdomme. Men deres effektivitet afhænger af korrekt administration, nøje overvågning og en grundig forståelse af deres virkningsmekanisme og potentielle interaktioner.

Interaktion og overvågning
Bivirkninger

Lægemiddelinteraktioner og overvågning af bivirkninger er nøglefaktorer i håndteringen af patienter, der gennemgår kardiotropisk behandling, og mere generelt enhver medicinsk behandling. Evnen til at forudse, identificere og håndtere disse faktorer kan ikke kun optimere behandlingens effektivitet, men også forhindre potentielt alvorlige komplikationer.

<u>Interaktioner med lægemidler</u>
Lægemiddelinteraktioner opstår, når virkningen af et lægemiddel ændres ved indtagelse af et andet lægemiddel, mad, drikke eller stof. De kan forstærke eller formindske den terapeutiske virkning eller give anledning til nye uønskede virkninger.

Typer af interaktioner :

Synergistisk: To lægemidler virker sammen for at give en stærkere eller yderligere effekt.

Antagonister: Et lægemiddel reducerer effekten af det andet.

Metaboliske ændringer: Nogle lægemidler kan påvirke den måde, hvorpå andre lægemidler metaboliseres i kroppen.

Forebyggelse :

Det er vigtigt at kende til al den medicin og de kosttilskud, patienten tager.

Lægemiddeldatabaser og moderne IT-værktøjer kan hjælpe med at identificere potentielle interaktioner.

Ledelse :

Hvis der identificeres en interaktion, kan det være nødvendigt at justere dosis eller skifte præparat.

Det er ofte nødvendigt med tæt klinisk overvågning for at sikre, at patienten forbliver stabil.

<u>Overvågning af bivirkninger</u>
Al medicin har potentiale til at give bivirkninger, nogle mindre, andre mere alvorlige.

Identifikation :

Åben kommunikation med patienten er afgørende. De bør opfordres til at rapportere eventuelle usædvanlige symptomer.

Regelmæssige kontroller, især blodprøver, kan være nødvendige for visse lægemidler for at identificere abnormiteter, før de bliver et problem.

Ledelse :

Hvis man opdager en bivirkning, skal man vurdere, hvor alvorlig den er. I nogle tilfælde vil simpel overvågning være nok; i andre tilfælde kan det være nødvendigt at justere behandlingen eller indlægge patienten.

Patientuddannelse er afgørende. De skal informeres om de potentielle bivirkninger ved deres medicin, og hvad de skal gøre, hvis de opstår.

Lægemiddelinteraktioner og bivirkninger kan udgøre udfordringer for den medicinske behandling, men med passende overvågning, effektiv kommunikation og god patientuddannelse kan disse udfordringer overvindes og sikre den bedst mulige patientpleje.

Antikoagulantia og antitrombotika: behandling og overvågning

Antikoagulantia og antitrombotika er vigtige lægemidler til at forebygge og behandle dannelsen af blodpropper i blodkarrene eller hjertet. Brugen af dem kræver særlig opmærksomhed og streng overvågning, da overdreven eller utilstrækkelig antikoagulation kan føre til alvorlige komplikationer.

Antikoagulantia og antitrombotika: en oversigt

Formål: Formålet med disse lægemidler er at reducere risikoen for trombedannelse (blodpropper), som kan føre til slagtilfælde, hjerteanfald eller embolier.

Vigtigste agenter :

Antikoagulantia : Heparin, warfarin, dabigatran, rivaroxaban.

Trombocythæmmende m i d l e r (underklasse af antitrombotika) : Aspirin, clopidogrel, prasugrel.

Håndtering af antikoagulantia og antitrombotika

Bestemmelse af dosis: Dosis skal justeres i forhold til patientens tilstand, den patologi, der skal behandles, og andre faktorer som vægt og alder.

Behandlingens varighed: Nogle patienter har brug for behandling hele livet, mens andre kun har brug for den i en begrænset periode.

Regelmæssig overvågning: For patienter, der f.eks. tager Warfarin, bør protrombintiden (INR) kontrolleres regelmæssigt for at sikre, at antikoagulationsniveauet er tilstrækkeligt.

Overvågning af bivirkninger

Blødning: Dette er den mest almindelige bivirkning. Patienterne skal gøres opmærksomme på tegn, de skal holde øje med, såsom usædvanlige blå mærker, blod i urinen eller afføringen eller langvarig blødning efter en skade.

Lægemiddelinteraktioner: Mange lægemidler kan interagere med antikoagulantia og øge eller mindske deres effekt. Det er vigtigt at holde alle tilknyttede behandlinger opdaterede.

Andre bivirkninger: Nogle patienter kan opleve allergiske reaktioner, leverproblemer eller andre symptomer. Det er vigtigt at rapportere eventuelle usædvanlige symptomer til din læge.

Patientuddannelse

Tegn på blødning: Det er vigtigt at informere patienterne om risikoen for blødning og de tegn, de skal være opmærksomme på.

Regelmæssig kontrol: Patienterne skal forstå vigtigheden af regelmæssig kontrol, f.eks. blodprøver, for at overvåge behandlingens effektivitet og sikkerhed.

Livsstil: Det kan være nødvendigt at give anbefalinger om kost, fysisk aktivitet og andre aspekter af livsstilen for at minimere risikoen.

Håndtering og monitorering af antikoagulantia og antitrombotika er afgørende for at optimere fordelene og samtidig minimere de tilknyttede risici. Gennemsigtig kommunikation mellem sundhedspersonalet og patienten, sammen med passende uddannelse, er nøglen til en vellykket behandling.

Kapitel 13

13

SMERTEBEHANDLING I HJERTEKIRURGI

Smertevurdering og skalaer

Vurdering af smerte er et grundlæggende trin i den kliniske behandling af enhver patient. Smerte, der ofte omtales som "det femte vitale tegn", er subjektiv og unik for hver enkelt person. Alligevel er det vigtigt at kvantificere den for at kunne tilpasse og justere behandlingen. Der er udviklet talrige skalaer til at vurdere denne sensoriske og følelsesmæssige oplevelse så objektivt som muligt.

<u>Vigtigheden af smertevurdering</u>
Smertevurdering gør det muligt :
   Forstå intensiteten og arten af den smerte, patienten oplever.
   Tilpasse og vejlede den terapeutiske   plan.
   Overvåg smerteforløbet og effektiviteten af interventionerne.
Skalaer til vurdering af smerte
   Visuel Analog   Skala (VAS): Dette er en 10 cm lang lineal uden tal, der går fra "ingen smerte" til "uudholdelig smerte". Patienten markerer intensiteten af sin smerte på linealen.
   Numerisk   skala (EN): Patienterne bliver bedt om at kvantificere deres smerte på en skala fra 0 (ingen smerte) til 10 (maksimal tænkelig smerte).
   Simple Verbal   Scale (EVS): Patienten beskriver sit smerteniveau ved hjælp af foruddefinerede termer som "ingen", "mild", "moderat" eller "svær".
   Smerteskala til børn : Børn kan have svært ved at bruge traditionelle skalaer. Ansigtsskalaen (f.eks. Wong-Baker-skalaen) giver børn mulighed for at vælge et ansigt, der svarer til deres smerteniveau.
   Skalaer **til ikke-kommunikative personer:** Til patienter, der ikke kan udtrykke sig (nyfødte, visse ældre patienter, patienter med neurologiske tilstande osv. Disse skalaer, såsom FLACC-skalaen (Face,

Legs, Activity, Cry, Consolability), vurderer smerte ved at observere patientens adfærd og reaktioner.

Andre overvejelser i forbindelse med vurderingen

Art og placering: Det er vigtigt at forstå smertens type (dump, stikkende, brændende osv.) og dens placering for at kunne stille en diagnose og behandle den.

Udløsende eller forværrende faktorer: At forstå, hvad der øger eller mindsker smerten, kan hjælpe med at justere behandlingen.

Påvirkning af dagligdagen: Hvordan påvirker smerten søvn, appetit, humør eller evnen til at udføre daglige aktiviteter?

Smertevurdering er et centralt element i holistisk patientbehandling. Ved at bruge passende skalaer og få en dybere forståelse af patientens oplevelse af smerte, kan plejepersonalet tilpasse interventionerne og maksimere patientens komfort og velbefindende.

Farmakologiske teknikker og ikke-farmakologisk

Smertebehandling, uanset om den er akut eller kronisk, er afhængig af en bred vifte af metoder, både farmakologiske og ikke-farmakologiske. Disse metoder kan bruges alene eller i kombination for at give optimal smertebehandling, der er skræddersyet til den enkelte patient.

Farmakologiske teknikker

Ikke-opioide analgetika: Disse lægemidler, såsom paracetamol og ikke-steroide antiinflammatoriske lægemidler (NSAID), bruges til at behandle mild til moderat smerte.

- **Opioider:** Bruges til at behandle moderate til svære smerter og omfatter blandt andet morfin, codein og oxycodon.
- **Lokalbedøvelse:** Disse blokerer midlertidigt følelsen i en bestemt del af kroppen. Eksempler er lidocain og bupivacain.
- **Co-analgetika eller adjuvanser:** Det er lægemidler, som ikke primært er beregnet som analgetika, men som har analgetiske egenskaber under visse forhold. De omfatter visse antikonvulsiva, antidepressiva og muskelafslappende midler.
- **Kortikosteroider:** Disse kan bruges til at reducere inflammation og smerte, især i tilfælde af led- eller nervebetændelse.

Ikke-farmakologiske teknikker

- **Fysioterapi:** Modaliteter som varme, kulde, massage, ultralydsterapi og transkutan elektrisk nervestimulation (TENS) kan hjælpe med at lindre smerter.
- **Træning:** Passende, målrettede bevægelser kan reducere smerter, forbedre mobiliteten og styrke musklerne.
- **Akupunktur:** Denne gamle kinesiske teknik bruger fine nåle, der sættes på specifikke punkter for at balancere energistrømme og reducere smerter.
- **Biofeedback: Dette er en** teknik, hvor patienten lærer at kontrollere visse fysiologiske funktioner for at forbedre smerten.
- **Kognitiv adfærdsterapi (CBT):** Denne terapeutiske tilgang hjælper patienter med at genkende og ændre de negative tankemønstre, der er forbundet med deres smerter.
- **Meditation og afslapning:** Disse teknikker hjælper med at reducere stress og spændinger, som kan forværre smerter.

Distraktionsteknikker: At koncentrere sig om en positiv aktivitet eller tanke kan aflede opmærksomheden fra smerten.

Berøringsterapi: Ligesom massage eller zoneterapi kan det slappe af og lindre spændinger.

Smertebehandling er et vigtigt aspekt af patientplejen. Ved at kombinere farmakologiske og ikke-farmakologiske teknikker kan sundhedspersonalet tilbyde en mere holistisk og individualiseret tilgang til smertebehandling, der tager hensyn til både patientens fysiske og følelsesmæssige velbefindende.

Kroniske postoperative smerter: genkendelse og behandling

Kroniske postoperative smerter er et problem, der rammer en betydelig del af patienterne efter en operation. Det er en udfordring for både patienten og sundhedspersonalet, at smerterne varer ved ud over den forventede restitutionsperiode. At genkende og håndtere disse smerter er afgørende for patientens velbefindende og helbredelse.

<u>Anerkendelse af kroniske postoperative smerter</u>
1. Definition: Kroniske postoperative smerter er smerter, der varer ved i mere end tre måneder efter operationen, uden nogen anden åbenbar årsag.
2. Tegn og symptomer: Det kan vise sig som vedvarende eller intermitterende smerter, overfølsomhed i det opererede område, forværret smerte ved berøring eller svækkelse af normale funktioner.
3. Vurdering: Regelmæssig smertevurdering ved hjælp af standardiserede skalaer og spørgeskemaer hjælper med at identificere og kvantificere smerte.

Risikofaktorer

1. Operationstype: Nogle indgreb, som f.eks. thoraxkirurgi, er mere tilbøjelige til at resultere i kroniske postoperative smerter.

2. Smertehistorie: Patienter, der har lidt af kroniske smerter før operationen, eller som har oplevet intense akutte smerter efter operationen, er i større risiko.

3. Psykologiske faktorer: Angst, depression eller lav modstandsdygtighed over for smerter kan øge risikoen for kroniske smerter.

At tage styringen

1. Farmakologisk tilgang: Analgetika, herunder opioider, NSAID'er, antikonvulsiva og antidepressiva, kan anvendes. Recepten skal skræddersys til den enkelte patient.

2. Fysioterapi: Fysioterapi, øvelser, TENS og andre modaliteter kan hjælpe med at håndtere smerter.

3. Interventionelle indgreb: Nerveblokader, injektioner eller endda kirurgi kan overvejes for at behandle den underliggende årsag.

4. Psykologisk tilgang: CBT, afslapning og andre terapier kan hjælpe med at håndtere stress, angst og depression i forbindelse med smerter.

5. Komplementære metoder: Akupunktur, massage og meditation kan også være gavnligt.

Uddannelse og overvågning

Det er afgørende at informere patienterne om postoperative smerter, risikofaktorer og behandlingsmetoder. Regelmæssig overvågning gør det muligt at justere behandlingerne og hurtigt identificere eventuelle komplikationer eller nye årsager til smerter.

Kroniske postoperative smerter er en medicinsk udfordring, der kræver en tværfaglig tilgang. Tidlig behandling, anerkendelse af risikofaktorer, passende uddannelse og grundig opfølgning er afgørende for at sikre den bedst mulige livskvalitet for patienten.

Kapitel 14

INTERNATIONAL OG HJERTEKIRURGI

Deltagelse i missioner eller i udlandet

At deltage i humanitære missioner eller arbejde i udlandet er en oplevelse, der giver sygeplejersker et unikt og berigende perspektiv. Ved at arbejde i sammenhænge, der er forskellige fra deres sædvanlige miljø, tilegner sygeplejersker sig ikke kun nye færdigheder, men udvikler også en dybere forståelse af globale sundhedsudfordringer.

Årsagerne til disse missioner

Altruistisk engagement: Mange er drevet af et ønske om at hjælpe sårbare befolkningsgrupper, at yde pleje, hvor der er mest brug for det, og at gøre en konkret forskel i folks liv.

Tilegnelse af færdigheder: Disse missioner giver mulighed for at udvikle nye kliniske færdigheder, at lære at håndtere sjældne sygdomme eller sygdomme, der er specifikke for bestemte regioner, og at arbejde under til tider usikre forhold.

Kulturel berigelse: At arbejde i udlandet eller på en humanitær mission giver dig mulighed for at fordybe dig i en ny kultur, forstå andre måder at leve på og udvide dine horisonter.

Forberedelse og planlægning

Research og udvælgelse: Det er vigtigt at finde en organisation eller et program, der matcher dine værdier og færdigheder. Nogle fokuserer på nødhjælp, mens andre måske koncentrerer sig om sundhed i lokalsamfundet eller uddannelse.

Uddannelse: Sygeplejersker kan have brug for specifik uddannelse, før de rejser, f.eks. kurser i tropiske sygdomme, rejsemedicin eller international sundhed.

Logistiske overvejelser: Vaccinationer, visa, indkvartering og andre praktiske ting skal tages i betragtning.

Udfordringer og belønninger

Begrænsede ressourcer: At arbejde i fjerntliggende områder eller i humanitære sammenhænge kan betyde, at man må klare sig med mangel på udstyr, medicin eller personale.

Sproglige og kulturelle barrierer: Kommunikation kan være en udfordring, hvilket gør det vigtigt at respektere og forstå den lokale kultur.

Følelsesmæssig modstandsdygtighed: Sygeplejersker kan stå i hjerteskærende situationer, der kræver mental styrke og tilstrækkelig støtte.

Positiv effekt: På trods af udfordringerne vender mange sygeplejersker tilbage fra disse missioner med en fornyet påskønnelse af deres profession, varige minder og tilfredsstillelsen ved at have gjort en positiv forskel.

Fremtidsudsigter

- At deltage i humanitære eller oversøiske missioner kan også åbne døre til lederroller, specialiseringer eller videreuddannelsesmuligheder. Det er en oplevelse, der, selvom den nogle gange er hård, ofte beskrives som uvurderlig af dem, der vælger at gå denne vej.

Uanset om det er et ønske om at hjælpe, et behov for eventyr eller en kombination af begge dele, giver deltagelse i humanitære missioner eller arbejde i udlandet sygeplejersker en unik mulighed for at udvide deres faglige og personlige horisont. Ved at berige sind og ånd omdefinerer disse oplevelser ofte den måde, hvorpå sygeplejersker opfatter og udøver deres profession.

Forskelle i praksis
og etik på den internationale scene

Hjertekirurgi kan, ligesom andre medicinske discipliner, variere betydeligt fra en del af verden til en anden, ikke kun med hensyn til praksis, men også med hensyn til etik. Når man taler om internationale forskelle, er det vigtigt at erkende, at disse variationer kan være påvirket af en blanding af kulturelle, økonomiske, politiske og sociale faktorer.

Forskelle i praksis

Teknikker og procedurer: De anvendte kirurgiske teknikker kan variere afhængigt af den tilgængelige uddannelse, medicinske traditioner og tilgængelige teknologier.

Adgang til ressourcer: I udviklingslande kan adgangen til avanceret udstyr og medicin være begrænset, hvilket påvirker den måde, plejen leveres på.

Uddannelse og specialisering: Uddannelses- og specialiseringsforløb kan være meget forskellige, idet landene lægger vægt på forskellige færdigheder og vidensområder.

Sundhedspersonalets roller: I nogle kulturer kan sygeplejersker have mere omfattende eller mere begrænsede roller, afhængigt af deres uddannelse og lokale traditioner.

Etiske forskelle

Informeret samtykke: Selvom begrebet informeret samtykke er universelt, kan den måde, det indhentes og vurderes på, variere. I nogle kulturer kan det være almindelig praksis at konsultere familien, før der træffes medicinske beslutninger, mens patientens autonomi er altafgørende i andre.

Spørgsmål om **livets afslutning:** Beslutninger om genoplivning, behandlingsstop eller palliativ pleje kan være påvirket af religiøse eller kulturelle overbevisninger.

Fortrolighed: Forventningerne til fortrolighed og informationsdeling kan variere, især i kulturer, hvor familien spiller en mere central rolle i patientplejen.

Prioriteringer i plejen: I visse sammenhænge, hvor ressourcerne er begrænsede, kan der træffes vanskelige beslutninger om, hvem der skal have behandling på baggrund af andre kriterier end de rent medicinske, såsom alder eller social status.

At navigere i forskellene
For sundhedspersonale, der arbejder internationalt eller samarbejder med kolleger i andre lande, er det afgørende at :

Vær informeret: Forstå lokale kontekster, medicinsk praksis og etiske nuancer.

Lyt: Vær åben over for andres synspunkter og erfaringer, og erkend, at der ikke altid er én "rigtig" måde at gøre tingene på.

Samarbejde: At arbejde sammen for at dele viden, respektere forskellige tilgange og finde løsninger, der fokuserer på patientens velbefindende.

Internationale forskelle i praksis og etik afspejler mangfoldigheden og kompleksiteten i den verden, vi lever i. Ved at forstå og respektere disse forskelle kan sundhedspersonale yde en mere medfølende, effektiv og lydhør pleje til patienter over hele verden.

Internationale udvekslinger og samarbejder for at forbedre din praksis

Sundhedsverdenen er præget af konstant innovation og forandring, og det gælder især inden for hjertekirurgi, hvor der jævnligt dukker nye teknikker og teknologier op. Sygeplejersker inden for hjertekirurgi kan, ud over deres vigtige rolle i forhold til patienterne, drage stor nytte af international udveksling og samarbejde for at berige deres praksis.

Professionel udveksling

- Udvekslingsprogrammer :
- Internationale udvekslingsprogrammer giver sygeplejersker mulighed for at lære nye metoder og tilgange ved at arbejde i en række forskellige sammenhænge.
- De giver mulighed for at fordybe sig i andre sundhedskulturer, hvilket bidrager til en dybere forståelse af det globale sundhedsvæsen.
- Konferencer og seminarer :
- At deltage i internationale konferencer giver dig ikke kun mulighed for at tilegne dig ny viden, men også for at knytte bånd til fagfolk fra hele verden.
- Seminarer og workshops giver mulighed for efteruddannelse og kompetenceudvikling.

Forskningssamarbejde

- Fælles forskningsprojekter :
- Internationale samarbejder kan fremme fælles forskningsprojekter og muliggøre udveksling af data og forskningsresultater.
- Forskningssamarbejde øger omfanget og effekten af undersøgelser og bidrager til den overordnede udvikling af disciplinen.
- Publikationer :
- Ved at publicere artikler i internationale tidsskrifter kan du dele din egen erfaring og forskning med et bredere publikum.
- Læsning af internationale publikationer giver forskellige perspektiver og opdateret information om fremskridt inden for området.

Samarbejde om træning og uddannelse

- Deling af uddannelsesressourcer :
- Internationalt samarbejde giver mulighed for at dele og få adgang til uddannelsesressourcer, såsom e-læringsmoduler, casestudier og kursusmaterialer.
- Mentorprogrammer :

Internationale mentorprogrammer giver sygeplejersker mulighed for at drage fordel af erfaringer og råd fra erfarne fagfolk fra hele verden.

Udvikling af protokoller og retningslinjer

Fælles udvikling af protokoller :

Samarbejde med internationale kolleger om at udvikle protokoller og kliniske retningslinjer kan være med til at sikre, at plejen er på forkant med den globale praksis.

I en stadig mere sammenkoblet verden er muligheder for international udveksling og samarbejde ikke kun tilgængelige, men også afgørende for at berige hjertekirurgiske sygeplejerskers praksis. De giver mulighed for at lære, dele viden og færdigheder og i sidste ende bidrage til at forbedre patientplejen verden over.

Kapitel 15

ERNÆRING OG FØDEVAREHYGIEJNE HOS HJERTEPATIENTER

Vigtigheden af ernæring
i recovery og forebyggelse

Ernæring spiller en afgørende rolle for hjertesundheden, både for dem, der allerede har gennemgået en hjerteoperation, og for dem, der ønsker at forebygge hjertesygdomme. Forholdet mellem ernæring, postoperativ restitution og forebyggelse af hjertesygdomme er intimt og komplekst og afspejler den måde, hvorpå vores kost påvirker alle aspekter af vores velbefindende.

Ernæring og postoperativ restitution
Helbredelse af sår :
Efter en operation har kroppen brug for specifikke næringsstoffer til at hjælpe med at reparere vævet. Kvalitetsproteiner, vitaminer som C-vitamin og mineraler som zink er afgørende for optimal heling.
Energi og styrke :
Det kan være udmattende at komme sig efter en operation. En næringsrig kost giver den nødvendige energi til at hjælpe patienterne med at genvinde deres styrke og udholdenhed.
Immunfunktion :
De gode fedtstoffer, proteiner, vitaminer og mineraler er med til at styrke immunforsvaret og reducere risikoen for postoperative infektioner.
Ernæring og forebyggelse af hjertesygdomme
Kolesterolreduktion :
En kost med et lavt indhold af mættet fedt og transfedt kombineret med fiberrige fødevarer kan hjælpe med at reducere kolesterolindholdet i blodet, som er en væsentlig risikofaktor for hjertesygdomme.

Kontrol af blodtryk :

En kost rig på frugt, grøntsager, fuldkorn og lavt natriumindhold hjælper med at opretholde et sundt blodtryk og beskytter dermed hjertet.

Vægtkontrol :

At holde en sund vægt er afgørende for hjertesundheden. Afbalanceret ernæring kombineret med regelmæssig fysisk aktivitet kan hjælpe med at opnå og opretholde en optimal vægt.

Reduceret inflammation :

Visse fødevarer, f.eks. dem, der er rige på omega-3, har naturlige antiinflammatoriske egenskaber, der kan hjælpe med at reducere risikoen for hjertesygdomme.

Specifik ernæring til hjertepatienter

Natriumkontrol :

For patienter, der lider af hjertesvigt eller forhøjet blodtryk, er det særligt vigtigt at overvåge natriumindtaget for at undgå væskeoverbelastning og for højt blodtryk.

Antioxidanter og phytonæringsstoffer :

Frugt, grøntsager og andre vegetabilske kilder er rige på antioxidanter og phytonæringsstoffer, som beskytter hjertet mod oxidative skader.

Ernæring er en grundlæggende søjle i hjertesundhed. Uanset om det er for at fremme en hurtig og fuldstændig helbredelse efter en operation eller for at forebygge hjertesygdomme, er en sund og afbalanceret kost en investering i langsigtet sundhed. For hjertepatienter kan et tæt samarbejde med diætister og sundhedspersonale hjælpe med at udvikle en ernæringsplan, der er skræddersyet til deres specifikke behov.

Specifikke kostråd til hjertepatienter

Ernæring spiller en afgørende rolle i håndteringen og forebyggelsen af hjertesygdomme. Kostvalg kan påvirke mange risikofaktorer, såsom kolesterol, blodtryk, inflammation og fedme. For hjertepatienter er det vigtigt at indtage en kardio-sund kost. Her er et par anbefalinger til at vejlede disse patienter.

Begræns salt :
  Reducer dit saltindtag for at hjælpe med at håndtere forhøjet blodtryk. Vælg gerne hjemmelavet mad og begræns forarbejdede fødevarer, som ofte har et højt natriumindhold.

Spis sunde fedtstoffer:
  Vælg de umættede fedtstoffer, der findes i oliven-, raps- og solsikkeolie. Inkluder kilder til omega-3, såsom laks, hørfrø og valnødder. Begræns mættet fedt, og undgå transfedt.

Tilsæt mere frugt og grønt:
  Frugt og grøntsager er   rige på vitaminer, mineraler og fibre og hjælper med at sænke blodtrykket og beskytte mod åreforkalkning.

Gå efter magre proteiner:
  Vælg magert kød, fjerkræ uden skind, fisk og vegetariske   alternativer som bælgfrugter og tofu.

Tilsæt fuldkornsprodukter:
  Fødevarer som havre, quinoa, brune ris og fuldkornsbrød indeholder fibre, der er sunde for hjertet.

Reducer alkoholforbruget:
  Hvis du drikker, så gør det med måde. Alkohol kan øge blodtrykket.

Begræns tilsat   sukker :
  Sukkerholdige drikke, kager og andre fødevarer, der er rige på tilsat sukker, kan

bidrage til vægtøgning og øge risikoen for hjertesygdomme.

Hold øje med din vægt:

At holde en sund vægt er afgørende for hjertesundheden. En afbalanceret kost kombineret med regelmæssig motion vil hjælpe dig med at nå dette mål.

Hold dig hydreret:

At drikke nok vand er afgørende for, at din krop og dit hjerte kan   fungere optimalt.

Læs Tags :

At lære at læse næringsdeklarationer kan hjælpe dig med at træffe sundere valg. Vær opmærksom på natriumniveauer, fedttyper og tilsat sukker.

Kontakt en ernæringsekspert:

Hvis du vil have personlig rådgivning, kan du kontakte en diætist-ernæringsekspert, som kan hjælpe dig med at udarbejde en madplan, der er skræddersyet til dine behov.

Ved at følge disse råd og gradvist ændre deres kost kan hjertepatienter påvirke deres hjertesundhed positivt, forbedre deres livskvalitet og reducere risikoen for fremtidige komplikationer. At indføre en cardiosan-diæt er en langsigtet forpligtelse, men det er en værdifuld investering i sundhed.

Samarbejde med diætister til passende madplaner

I hjertet af multidisciplinære medicinske teams ligger et vigtigt, men nogle gange undervurderet samarbejde: det mellem sygeplejersken og diætisten. Deres alliance er afgørende for at sikre den bedst mulige patientpleje, især på områder, hvor ernæring spiller en nøglerolle, som f.eks. hjertekirurgi.

Så snart en patient ankommer, indsamler sygeplejersken, i sin centrale rolle som plejer, data om patientens generelle tilstand, spisevaner, eventuelle allergier eller kulinariske præferencer. Når disse oplysninger videregives til diætisten, kan der stilles en indledende ernæringsdiagnose, og der kan defineres en passende diætstrategi.

Diætisten vil derefter med sin indgående viden om ernæring udarbejde en skræddersyet kostplan. Denne plan tager højde for patientens specifikke behov, hvad enten det er for at forberede kroppen på operationen, for at fremme optimal restitution eller for at håndtere komorbiditet som f.eks. diabetes. Sygeplejersken spiller i kraft af sin nærhed til patienten en central rolle i overvågningen af denne plan, idet hun observerer patientens reaktion på de serverede måltider og indsamler feedback.

Men ud over den tekniske styring har samarbejdet også en menneskelig dimension. Måltiderne bliver vigtige øjeblikke i en indlagt patients dag. De sætter punktum for dagen, giver trøst og kan endda være indikatorer for moral og motivation. Sygeplejersken, gennem sin daglige tilstedeværelse, og diætisten, gennem sin ekspertise, arbejder sammen om at gøre disse øjeblikke til øjeblikke af velvære, lytning og passende pleje.

Succesen for dette samarbejde ligger også i kommunikation og løbende uddannelse. Der sker hele tiden fremskridt inden for ernæring, og det er vigtigt, at sygeplejersker og diætister deler deres viden, diskuterer komplekse tilfælde og lærer om nye anbefalinger sammen.

Ved at kombinere deres styrker, deres ekspertise og deres medmenneskelighed kan sygeplejersker og diætister garantere en komplet, passende og patientcentreret ernæringspleje, der yder et stort bidrag til at forbedre patientens helbred og livskvalitet.

121

Kapitel 16

Hjerterehabilitering

Principper og mål hjerterehabilitering

Hjerterehabilitering er en medicinsk overvåget proces, der er designet til at forbedre helbredet og velværet hos mennesker med hjerteproblemer eller som har gennemgået en hjertekirurgi. Det er baseret på en holistisk tilgang, der kombinerer fysisk træning, terapeutisk uddannelse og psykosocial støtte for at hjælpe patienterne med at genvinde en optimal livskvalitet.

De grundlæggende principper for hjerterehabilitering er:

   Personlig tilpasning: Hvert program er skræddersyet til patientens specifikke behov og tager hensyn til deres fysiske evner, sygehistorie og personlige mål.

Tværfaglighed: Hjerterehabilitering er resultatet af et samarbejde mellem hjertelæger, fysioterapeuter, sygeplejersker, diætister, psykologer og andre specialister om at yde omfattende pleje.

Kontinuitet i plejen: Rehabilitering strækker sig ofte over flere uger eller måneder, hvilket kræver regelmæssig overvågning og periodisk vurdering af fremskridt.

   Holistisk tilgang: Ud over det fysiske aspekt omfatter rehabilitering også psykologiske, ernæringsmæssige og sociale aspekter for at behandle patienten som en helhed.

De vigtigste mål for hjerterehabilitering er :

   Forbedret fysisk kapacitet: Gennem progressive øvelser styrker patienterne deres hjerte, forbedrer deres udholdenhed og muskelstyrke.

   Optimering af risikofaktorer: Rehabilitering har til formål at hjælpe patienter med at kontrollere og reducere de risikofaktorer, der er forbundet med hjertesygdomme, såsom forhøjet blodtryk, højt kolesteroltal, fedme eller rygning.

- **Terapeutisk uddannelse**: Patienterne lærer at forstå deres sygdom bedre, den medicin, de tager, og de livsstilsændringer, der er nødvendige for at forhindre tilbagefald eller progression af deres tilstand.
- **Psykologisk støtte**: Hjertesygdomme kan være traumatiske og føre til stress, depression eller angst. Rehabilitering tilbyder følelsesmæssig støtte og hjælper patienterne med at overvinde disse psykologiske udfordringer.
- **Social integration**: Ved at genvinde tilliden til sig selv og sine evner opmuntres patienterne til at genoptage et aktivt socialt og professionelt liv.
- **Sekundær forebyggelse**: Et af de vigtigste mål er at forhindre nye hjertehændelser ved at etablere gode livsstilsvaner og sikre passende medicinsk opfølgning.

Hjerterehabilitering er meget mere end et simpelt træningsprogram. Det er en omfattende, patientcentreret tilgang, der er designet til at give patienterne nøglen tilbage til et fuldt og aktivt liv på trods af deres hjertesygdom.

Sygeplejerskens rolle i overvågning og støtte

Sygeplejersker spiller en central rolle i plejen af hjertepatienter og anses ofte for at være det afgørende bindeled mellem patienten og det medicinske team. Deres unikke position, både tæt på patienten og i tæt kontakt med plejeteamet, giver dem et afgørende ansvar med hensyn til overvågning og støtte.

Terapeutisk uddannelse: Sygeplejersker er generelt patientens første kontaktpunkt, når de skal besvare spørgsmål om deres sygdom, de procedurer, de har gennemgået, den medicin, de har fået ordineret, og de livsstilsændringer, de anbefaler. De spiller en aktiv rolle i patientuddannelsen og hjælper patienterne med bedre at forstå deres sygdom og den tilknyttede pleje.

Løbende vurdering: Ud over den tekniske pleje foretager sygeplejerskerne regelmæssige vurderinger af patientens helbredstilstand og overvåger nøgleindikatorer som vitale tegn, smerteniveauer og effektiviteten af de behandlinger, der gives.

Følelsesmæssig støtte: Sygeplejerskerne anerkender de psykologiske udfordringer, som hjertesygdomme kan medføre, og de lytter opmærksomt og giver konstant følelsesmæssig støtte. De er ofte vidne til patientens bekymringer, håb og ængstelse og bestræber sig på at give beroligende og omsorgsfulde svar.

Koordinering af pleje: Sygeplejersker sikrer en smidig koordinering mellem de forskellige plejeudbydere - læger, fysioterapeuter, diætister, psykologer. De sikrer, at al pleje ydes på en harmonisk måde under hensyntagen til den enkelte patients specifikke behov.

Opfølgning i hjemmet: Efter udskrivelse fra hospitalet kan sygeplejersken også være involveret i opfølgning i hjemmet for at sikre, at plejen fortsætter, at medicinordinationerne følges, og at eventuelle tegn på komplikationer opdages tidligt.

Sundhedsfremme: Sygeplejersker opmuntrer patienterne til en sund livsstil, hvad enten det drejer sig om kost, fysisk aktivitet, rygestop eller stresshåndtering. De spiller en aktiv rolle i sekundær forebyggelse, der har til formål at undgå tilbagefald eller komplikationer.

Samtaler med familier: Sygeplejersker er bevidste om sygdommens indvirkning på deres omgivelser, og de støtter også familierne ved at vejlede dem, berolige dem og inddrage dem i plejeprocessen.

Sygeplejersker er garanter for holistisk, patientcentreret pleje, der kombinerer tekniske færdigheder, interpersonel knowhow og klinisk ekspertise. Deres konstante tilstedeværelse, opmærksomhed og dedikation gør dem til en vigtig søjle i overvågningen og støtten til hjertepatienter.

Træning, tilbagevenden til arbejde og langsigtet overvågning

Hjertekirurgi, uanset hvor sofistikeret den er, er kun ét trin i en hjertepatients rejse mod helbredelse. Den postoperative periode er lige så afgørende, især med hensyn til at genoptage fysisk aktivitet, passende træning og langsigtet overvågning for at sikre en tilbagevenden til et sundt liv og undgå komplikationer.

Genoptagelse af daglige aktiviteter: Efter en operation er patienterne ofte nervøse for at vende tilbage til deres tidligere liv. Det er her, sygeplejerskens og rehabiliteringsteamets rolle er afgørende. De hjælper patienterne med gradvist at genoptage deres aktiviteter, lige fra simple hverdagsopgaver som at tage tøj på eller gå, til mere komplekse aktiviteter.

Vigtigheden af motion: Kardiovaskulære øvelser, der er skræddersyet til den enkelte patient, er afgørende for at styrke hjertet og forbedre udholdenhed og lungekapacitet. Med støtte fra en fysioterapeut bliver patienterne introduceret til en række øvelser, der er skræddersyet til deres tilstand, så de forsigtigt kan genoptage fysisk aktivitet.

Tilbagevenden til arbejde og socialt liv: Afhængigt af deres erhverv vil nogle patienter kunne vende hurtigt tilbage til arbejdet, mens andre vil have brug for mere tid til at tilpasse sig. Sygeplejersken hjælper med at bestemme det rigtige tidspunkt at vende tilbage til arbejdet og rådgiver om eventuelle justeringer, der skal foretages på arbejdsstationen. På samme måde er det at genoptage et tilfredsstillende socialt liv et afgørende aspekt af rehabiliteringen.

Langsigtet medicinsk overvågning: Ud over de første par uger efter operationen er det nødvendigt med regelmæssig medicinsk overvågning. Dette er for at sikre, at hjertet fungerer korrekt, at den ordinerede medicin tolereres godt, og at patienten følger livsstilsanbefalingerne. Regelmæssige aftaler med kardiologen og andre specialister samt periodiske kontrolundersøgelser er en integreret del af denne overvågning.

Uddannelse og forebyggelse: Gennem hele behandlingsprocessen spiller sygeplejerskerne en vigtig rolle i patientuddannelsen. De informerer om advarselstegn, fordelene ved en afbalanceret kost, vigtigheden af at holde op med at ryge og stresshåndteringsteknikker.

Psykologisk støtte: En hjerteoperation kan sætte sine spor, og ikke kun fysisk. Mange patienter udtrykker frygt, ængstelse eller depression. Psykologisk støtte, enten fra en sygeplejerske eller en psykolog, er afgørende for at overvinde disse følelser.

Den postoperative periode efter en hjertekirurgi er en snoet vej, der er præget af udfordringer, men også sejre. Genoptagelse af aktivitet, passende træning og langsigtet overvågning er vigtige faser for at sikre, at patienterne genvinder deres livskvalitet under sygeplejerskens venlige og kyndige blik.

Kapitel 17

129

PALLIATIV PLEJE INDEN FOR KARDIOLOGI

Introduktion til palliativ pleje i kardiologi

Selvom kardiologi er stærkt fokuseret på helbredende indgreb og avancerede medicinske løsninger, støder man uundgåeligt på situationer, hvor helbredelse ikke længere er en farbar vej. Det er i disse følsomme og vanskelige øjeblikke, at palliativ pleje får sin fulde betydning.

Den palliative plejes natur: I modsætning til den almindelige opfattelse handler palliativ pleje ikke kun om at "ledsage døden". Det er en holistisk tilgang, der har til formål at tilbyde patienter og deres familier en bedre livskvalitet i lyset af en livstruende sygdom. Det omfatter håndtering af smerter og symptomer samt psykologiske, sociale og åndelige behov.

Relevans i kardiologi: I kardiologi, især i tilfælde af fremskredne sygdomme som hjertesvigt i slutstadiet, kan den helbredende tilgang nå sine grænser. I sådanne tilfælde er det vigtigt at overveje en overgang til pleje, der fokuserer på patientens komfort, lindring af symptomer og støtte til patientens familie. Denne pleje er afgørende for at sikre en værdig og fredelig afslutning på livet.

Særlige udfordringer inden for kardiologi: Hjertesygdomme giver særlige udfordringer for den palliative pleje. I modsætning til andre sygdomme, hvor udviklingen er relativt forudsigelig, kan hjertesygdomme udvikle sig brat og pludseligt. Det gør plejeplanlægning, diskussioner om forhåndstilkendegivelser og etisk beslutningstagning så meget desto mere kompleks.

Sygeplejerskens rolle: Sygeplejersker spiller en central rolle i implementeringen af palliativ pleje inden for kardiologi. De er ofte det første kontaktpunkt mellem patienten, deres familie og det medicinske team. Deres evne til at vurdere symptomer, kommunikere effektivt, yde følelsesmæssig støtte og koordinere med andet sundhedspersonale er afgørende for at yde palliativ pleje af høj kvalitet.

Kommunikation og etik: En vigtig del af palliativ pleje er åben og ærlig kommunikation. Sygeplejersker bliver ofte bedt om at facilitere disse følsomme diskussioner om forventninger, håb, frygt og beslutninger vedrørende livets afslutning.

Et link til familien: Palliativ pleje handler ikke kun om patienten. Pårørende går også igennem en ekstremt svær periode og har brug for støtte, information og vejledning. Sygeplejersken er, gennem sin nærhed og ekspertise, en støtte for disse familier.

Palliativ pleje inden for kardiologi er en vigtig del af den samlede patientbehandling. Det er en påmindelse om, at trøst, værdighed og menneskelighed nogle gange er vigtigere end helbredelse. Sygeplejersker spiller en nøglerolle i denne proces ved at tilbyde både teknisk ekspertise og menneskelig varme.

Behandling af symptomer og følelsesmæssig støtte

Hjertekirurgi går helt ind i hjertet af det, der holder os i live. Patienter, der konfronteres med denne virkelighed, oplever ofte en lavine af følelser kombineret med en række fysiske symptomer, der kræver passende håndtering. Nøglen er at håndtere symptomerne effektivt og samtidig yde solid følelsesmæssig støtte.

Symptomernes dobbelthed: Efter en hjerteoperation kan patienter opleve en række symptomer. De kan være fysiologiske, såsom smerter, træthed, åndedrætsbesvær eller arytmier, eller psykologiske, såsom angst, depression eller en følelse af sårbarhed.

Holistisk vurdering: **En** holistisk tilgang er afgørende for effektiv pleje. Sygeplejersken skal vurdere både fysiske og følelsesmæssige symptomer. Smertevurderingsskalaer, spørgeskemaer om mental sundhed og regelmæssige interviews er værdifulde værktøjer i denne proces.

Analgetiske strategier: Smerter er et af de mest almindelige og frygtede symptomer. Sygeplejersker skal være i stand til at administrere den ordinerede medicin og samtidig overvåge for eventuelle bivirkninger. Samtidig kan ikke-farmakologiske teknikker som afslapning eller distraktion være effektive.

Følelsesmæssig støtte: Følelser af angst og usikkerhed er almindelige efter en hjerteoperation. Sygeplejersken spiller en afgørende rolle i at lytte og berolige patienterne. De er ofte den sundhedsperson, der er tættest på patienten, og tilbyder ikke kun pleje, men også et opmærksomt øre og en beroligende tilstedeværelse.

Velvillig kommunikation : Den måde, hvorpå information formidles til patienter, kan i høj grad påvirke deres følelsesmæssige tilstand. Klar, ærlig og empatisk kommunikation er grundlæggende. Det handler om at besvare spørgsmål, aflive myter og styrke patientens følelse af sikkerhed.

Familiestøtte: Familien spiller ofte en vigtig rolle i patientens følelsesmæssige bedring. Sygeplejersken skal også støtte, uddanne og berolige dem. At give dem information, involvere dem i plejen og reagere på deres bekymringer fremmer et miljø, der er befordrende for bedring.

Henvisning og samarbejde: I mere komplekse tilfælde kan sygeplejersker have brug for at arbejde tæt sammen med andre specialister, såsom psykologer, psykiatere eller socialrådgivere. Hurtig henvisning kan ofte gøre forskellen i håndteringen af symptomer og følelsesmæssigt velbefindende.

Symptombehandling og følelsesmæssig støtte går hånd i hånd. Postoperativ pleje handler ikke kun om fysisk helbredelse; det omfatter også følelsesmæssig og psykologisk helbredelse. Sygeplejersker er gennem deres uddannelse og erfaring i frontlinjen, når det gælder om at sikre denne delikate balance.

At arbejde i et team
med specialister i palliativ pleje

Kardiologi, ligesom andre medicinske specialer, konfronteres med tidspunkter, hvor en patients prognose forbliver dyster på trods af de bedst mulige indgreb. I disse vanskelige situationer bliver palliativ pleje afgørende for at sikre, at patientens livskvalitet er så god som mulig. Hjertekirurgiske sygeplejersker arbejder tæt sammen med et team af specialister, der er dedikeret til denne pleje. Dette tværfaglige forhold er både komplekst og givende, og det kræver flydende kommunikation, empati og gensidig respekt.

Forståelse af formålet med palliativ pleje : Essensen af palliativ pleje er lindring af lidelse, hvad enten den er fysisk, psykisk, social eller åndelig. Det handler ikke nødvendigvis om livets afslutning, men om livskvalitet. Sygeplejersker skal forstå og respektere denne tilgang, som fokuserer på patienten snarere end på sygdommen.

Kommunikationens centrale rolle: Palliative teams består ofte af læger, sygeplejersker, socialarbejdere, psykologer, præster og nogle gange andre fagfolk. Koordinering af plejen kræver regelmæssige og gennemsigtige udvekslinger mellem alle disse aktører for at sikre holistisk pleje.

Håndtering af komplekse symptomer: Palliative patienter kan have mange forskellige symptomer, lige fra smerter til åndenød eller angst. At arbejde med et specialiseret team gør det muligt at implementere målrettede og effektive terapeutiske strategier, som beriger den kardiologiske sygeplejerskes færdigheder.

Følelsesmæssig og psykologisk støtte: Sygeplejersker er ofte det første kontaktpunkt for patienter og deres familier. I samarbejde med specialister i palliativ pleje kan de sikre, at deres følelsesmæssige behov anerkendes og imødekommes, hvad enten det er gennem en simpel samtale eller mere struktureret terapi.

Svære beslutninger: Der kan opstå spørgsmål om at begrænse eller stoppe behandling, forhåndstilkendegivelser eller eutanasi. Disse beslutninger har vidtrækkende konsekvenser og kræver et tæt samarbejde mellem sygeplejersken, patienten, familien og det palliative team.

Uddannelse og bevidstgørelse: Den kardiologiske sygeplejerske har også en rolle at spille i forhold til at øge bevidstheden om vigtigheden af palliativ pleje blandt andre medlemmer af det medicinske team. De kan fungere som en bro mellem hjerteafdelinger og palliative afdelinger og lette overførslen af viden og færdigheder.

Pas på dig selv: At arbejde med et palliativt team kan være følelsesmæssigt udfordrende. Det er vigtigt for sygeplejersker at genkende deres egne følelser, at søge støtte, hvis det er nødvendigt, og at praktisere selvmedfølelse.

Samarbejdet mellem den hjertekirurgiske sygeplejerske og specialisterne i palliativ pleje er en stærk alliance, der fokuserer på patientens velbefindende og værdighed. Hver fagperson bidrager med sine egne unikke færdigheder og perspektiver og arbejder sammen med det ultimative mål at give den bedst mulige livskvalitet.

Kapitel 18

DE UDFORDRINGER, SOM SUNDHEDSSYSTEM ET STÅR OVER FOR OG HJERTEKIRURGI

Forståelse af sundhedssystemet og økonomiske udfordringer

Den medicinske verden er ikke kun drevet af forskning, innovation og dedikation til menneskets velbefindende. Den er også stærkt påvirket af de sundhedssystemer, den opererer i - systemer, der ofte er præget af organisatorisk, politisk og økonomisk kompleksitet. For sundhedspersonale, især sygeplejersker inden for hjertekirurgi, er det afgørende at forstå disse spørgsmål for at kunne yde den bedst mulige pleje og samtidig navigere behændigt i labyrinten af bureaukrati og budgetbegrænsninger.

Den globale ramme for sundhedssystemet: Hvert land har sit eget sundhedssystem, der er formet af årtiers, ja århundreders politik, tradition og forhandling. Nogle systemer er stort set statsfinansierede, andre er afhængige af private forsikringer, og mange er en blanding af de to. At kende den grundlæggende struktur i dit lands sundhedssystem hjælper sygeplejersker med at vejlede patienter og forstå de udfordringer, de står over for.

Økonomisk pres: Omkostningerne ved hjertekirurgi er, som ved mange avancerede medicinske procedurer, høje. Det omfatter alt fra kirurgens honorar til udgifter til medicinsk udstyr og hospitalsindlæggelse. Patienter, deres familier og nogle gange endda medicinsk personale kan blive overvældet af disse omkostninger, hvilket fører til etiske dilemmaer om retfærdig adgang til pleje.

Forsikringsselskabernes rolle: Forsikringsselskaberne spiller ofte en central rolle, når det gælder om at afgøre, hvad der er dækket, på hvilket niveau og under hvilke betingelser. Sygeplejersker er ofte nødt til at arbejde tæt sammen med disse organer for at sikre optimal dækning.

Etiske spørgsmål: Spørgsmålet om, hvem der modtager hvilken behandling, hvornår og hvordan, er dybt forankret i etiske spørgsmål. Med begrænsede ressourcer skal der træffes svære beslutninger, som nogle gange efterlader sundhedspersonalet i en konflikt mellem deres ønske om at hjælpe og de økonomiske realiteter.

Vigtigheden af forebyggelse: Med de stigende udgifter til sundhedspleje har vigtigheden af forebyggelse aldrig været mere afgørende. Ved at informere patienterne om risikofaktorer for hjerteproblemer og fremme en sund livsstil spiller sygeplejersker en vigtig rolle i at reducere fremtidige omkostninger.

Innovation og omkostninger: Selvom nye teknologier og kirurgiske metoder kan give bedre resultater og hurtigere helbredelse, har de ofte en høj pris. Det er en konstant udfordring at finde en balance mellem at indføre disse innovationer og kontrollere omkostningerne.

Uddannelse og udvikling : Økonomiske udfordringer påvirker også efteruddannelse. Institutioner kan nogle gange være tilbageholdende med at investere i personalets uddannelse på grund af budgetbegrænsninger, hvilket potentielt kan bringe kvaliteten af plejen i fare.

At navigere i sundhedsverdenen kræver meget mere end medicinske færdigheder. Det er en hårfin balance mellem at levere kvalitetspleje, forstå systemet og anerkende de altid tilstedeværende økonomiske udfordringer. For den hjertekirurgiske sygeplejerske betyder det, at hun skal være lige så fortrolig med en skalpel som med et budget.

Sundhedspolitikkens indflydelse om hjertekirurgi

Skæringspunktet mellem sundhedspolitik og hjertekirurgi er et fascinerende område, der markerer konvergensen mellem det makroskopiske spektrum af regeringsbeslutninger og mikro-virkeligheden på operationsstuerne. Udviklingen, tilgængeligheden og kvaliteten af hjertekirurgi i en given region afhænger i høj grad af de prioriteter, politikker og investeringer, der defineres af de politiske ledere.

Finansiering og ressourceallokering: Politiske beslutninger bestemmer i høj grad den finansiering, der tildeles de forskellige sundhedssektorer. Der kan tildeles midler til topmoderne udstyr, specialiserede kardiologiske centre eller til uddannelse af specialiseret personale. Fordelingen af disse ressourcer har en direkte indvirkning på tilgængeligheden og kvaliteten af hjertebehandling.

Lige adgang til pleje: Sundhedspolitikker definerer ofte, hvem der har adgang til hvilke typer pleje. I nogle systemer kan avancerede hjerteprocedurer f.eks. være forbeholdt patienter med en bestemt forsikring eller som bor i bestemte regioner, hvilket efterlader andre patienter i usikre situationer.

Forskning og udvikling : Politiske initiativer kan stimulere eller hæmme forskning i hjertekirurgi. Stærk statslig støtte til medicinsk forskning kan føre til innovationer inden for kirurgiske teknikker, medicinsk udstyr og medicin.

Standarder og regler : Praksisstandarder og regler har indflydelse på, hvordan hjertekirurgi udføres. De kan omfatte sterilitetsstandarder, postoperative protokoller eller retningslinjer for brug af bestemte teknologier.

Forebyggelsesprogrammer: Politikkens indvirkning på hjerteoperationer er ikke kun reaktiv, men også forebyggende. Stærke politikker til forebyggelse af hjertesygdomme, såsom sundhedsuddannelsesprogrammer eller regler for reklamer for junkfood, kan reducere behovet for hjerteoperationer.

Internationale relationer: Udenrigspolitik og handelsaftaler kan påvirke hjertekirurgi, især med hensyn til import af udstyr og medicin, eller endda udveksling af viden og uddannelse mellem lande.

Politik og etik: Nogle gange opstår der etiske dilemmaer, som f.eks. at beslutte, om en dyr behandling skal tilbydes til alle eller forbeholdes en bestemt undergruppe af patienter. Disse dilemmaer er ofte påvirket af politiske beslutninger.

I sidste ende former sundhedspolitikken den måde, hvorpå hjertekirurgi praktiseres, finansieres og udvikles. Hjertekirurger, sygeplejersker og andet sundhedspersonale skal ikke kun mestre deres kliniske færdigheder, men også forstå og i nogle tilfælde påvirke politikken for at sikre den bedst mulige pleje til deres patienter.

Samarbejde med administratorer og beslutningstagere

I den komplekse sundhedsverden er tværprofessionelt samarbejde ikke begrænset til interaktioner mellem sundhedspersonale. Det omfatter også de tætte forbindelser mellem klinisk personale, såsom sygeplejersker og læger, og administratorer eller beslutningstagere, personer, der ofte har ansvaret for logistik, økonomi, strategi eller menneskelige ressourcer. Dette samarbejde er afgørende for at sikre optimal patientpleje, samtidig med at man respekterer organisatoriske og budgetmæssige begrænsninger.

Sammenhængen mellem rollerne: Selvom klinikernes og administratorernes roller er forskellige, er de dybt forbundne. Beslutninger, der træffes af administratorer, har direkte indflydelse på klinikernes arbejdsvilkår og kvaliteten af den pleje, der gives til patienterne. Omvendt er feedback fra klinikere afgørende for, at administratorer kan træffe informerede beslutninger.

Åben kommunikation: Gennemsigtig kommunikation er grundlaget for et effektivt samarbejde. Sygeplejersker skal kunne udtrykke deres bekymringer, behov eller forslag, samtidig med at de forstår de budgetmæssige eller organisatoriske begrænsninger, som administratorerne har i tankerne.

Forståelse af **problemerne**: For at lette dette samarbejde er det vigtigt, at alle forstår hinandens problemer og udfordringer. Sygeplejersker bør have en grundlæggende viden om ledelsesprincipper, mens administratorer bør være fortrolige med den kliniske kontekst, herunder de specifikke udfordringer ved hjertekirurgi.

Patientcentrerede løsninger: I enhver diskussion eller forhandling skal patientens velbefindende være i centrum. Beslutninger skal altid være rettet mod at forbedre kvaliteten af plejen og patientoplevelsen, selv om det kræver kompromiser på begge sider.

Samarbejdsfora: Fælles udvalg eller arbejdsgrupper med både klinikere og administratorer kan oprettes for at diskutere specifikke emner, såsom indkøb af nyt udstyr, forbedring af arbejdsprocesser eller løbende uddannelse.

Efteruddannelse: Organisering af workshops eller fælles kurser kan styrke den gensidige forståelse og forbedre samarbejdet. For eksempel kan en workshop om de seneste innovationer inden for hjertekirurgi være af interesse for både specialsygeplejersker og økonomichefer.

Deltagelse i beslutningstagning: At inddrage sygeplejersker i beslutningsprocesser, især dem, der direkte påvirker deres kliniske praksis, styrker deres følelse af tilhørsforhold og motivation. Det kan også hjælpe med at identificere innovative løsninger eller forudse potentielle problemer.

Samarbejde mellem sygeplejersker og administratorer er ikke altid ligetil, da det indebærer at forene til tider forskellige visioner. Men når dette samarbejde lykkes, kan det føre til en betydelig forbedring af patientplejen, større faglig tilfredshed og større organisatorisk effektivitet.

Kapitel 19

EFTERUDDANNELSE OG FAGLIG UDVIKLING

Vigtigheden af løbende træning

På det medicinske område, og mere specifikt inden for hjertekirurgi, er efteruddannelse ikke kun en nødvendighed, men også en garanti for kvaliteten af den pleje, der ydes. Det gør det muligt for fagfolk, herunder sygeplejersker, at forblive på forkant med viden, mestre de nyeste teknikker og garantere optimal patientpleje.

Viden i konstant udvikling: Medicin er en videnskab i konstant udvikling. Forskningen skrider frem, der gøres nye opdagelser, og de medicinske anbefalinger kan ændre sig. Efteruddannelse hjælper os med at holde os informerede og opdaterede, så vi sikrer, at patienterne får gavn af den bedste tilgængelige praksis.

Integration af teknologiske innovationer: Med fremkomsten af nye teknologier, såsom avanceret overvågningsudstyr eller innovative kirurgiske teknikker, er det vigtigt, at sygeplejerskerne bliver fortrolige med disse værktøjer. Passende træning sikrer, at disse teknologier bruges sikkert og effektivt til gavn for patienten.

Forbedring af kliniske færdigheder: Efteruddannelse er ikke kun teoretisk. Den omfatter også praktiske workshops, simulationer og træning på jobbet for at styrke og perfektionere sygeplejerskernes kliniske færdigheder.

Styrkelse af tværfagligheden: Uddannelseskurser er ofte en mulighed for, at de forskellige aktører i den medicinske verden kan mødes og udveksle ideer. Disse interaktioner beriger den enkeltes praksis, fremmer en bedre forståelse af deres respektive roller og styrker samarbejdet i teams.

Opfyldelse af lovkrav: I mange lande kræves der et vist antal timers efteruddannelse for at opretholde en licens eller professionel akkreditering. Ud over denne forpligtelse er det også et bevis på professionelt engagement.

Faglig og personlig udvikling: Efteruddannelse bidrager også til sygeplejerskers faglige udvikling og giver dem mulighed for specialisering eller karrierefremskridt. På det personlige plan øger det selvtilliden, jobtilfredsheden og følelsen af at have opnået noget.

Forebyggelse af medicinske fejl: Regelmæssig træning hjælper med at reducere risikoen for medicinske fejl ved at minde patienterne om god praksis og øge bevidstheden om almindelige fejl og faldgruber, der skal undgås.

Tilpasning til specifikke kontekster: Hjertekirurgi, med dens specifikke egenskaber og udfordringer, kræver raffineret viden. Uddannelse målrettet dette speciale gør os i stand til at imødekomme hjertepatienters unikke behov.

Kort sagt er efteruddannelse en hjørnesten i den hjertekirurgiske sygeplejeprofession. Det er udtryk for sygeplejerskernes engagement i deres patienter, deres fag og dem selv, og det sikrer optimal plejekvalitet på et område i konstant udvikling.

Konferencer, seminarer og relevante workshops

At holde sig aktiv og informeret inden for det medicinske område, især hjertekirurgi, kræver regelmæssig deltagelse i konferencer, seminarer og workshops. Disse faglige sammenkomster er ikke kun læringsmuligheder, men også privilegerede øjeblikke, hvor man kan udveksle med kolleger, diskutere de seneste fremskridt og samarbejde om kliniske eller forskningsmæssige spørgsmål.

Udbuddet af konferencer: Der findes et væld af medicinske konferencer, fra internationale kardiologiske symposier med tusindvis af deltagere til mere intime møder med fokus på specifikke emner som nye kirurgiske teknikker eller postoperativ behandling.

Specialiserede seminarer: Seminarer er ofte mere fokuserede og dybdegående end en generel konference. De kan dække specifikke emner som brugen af bestemte teknologier, håndteringen af specifikke komplikationer eller de etiske spørgsmål, der er involveret i hjertetransplantation.

Praktiske workshops: I modsætning til konferencer og seminarer, som ofte er teoretiske, er workshops praktiske sessioner. De kan involvere mestring af nyt udstyr, kirurgiske simulationer eller træning i kommunikation mellem patient og sygeplejerske.

Udveksling og networking: Disse arrangementer er en ideel mulighed for at møde kolleger, etablere professionelle kontakter og diskutere kliniske cases eller personlige erfaringer. Dette netværk kan være uvurderligt for at få rådgivning, samarbejde om forskningsprojekter eller blot dele udfordringer og succeser.

Hold dig informeret: Med en medicin, der udvikler sig så hurtigt, er deltagelse i disse arrangementer en god måde at holde sig ajour med de seneste fremskridt, hvad enten det drejer sig om forskning, nye kirurgiske teknikker eller kliniske anbefalinger.

Aktiv deltagelse: Mange fagfolk deltager ikke kun i disse arrangementer som lyttere, men involverer sig også aktivt ved at præsentere deres forskning, lede workshops eller deltage i rundbordssamtaler. Denne aktive deltagelse er en fremragende mulighed for at gøre opmærksom på sig selv og bidrage til det faglige fællesskab.

Uddannelsesmuligheder: For mange sygeplejersker kan disse konferencer, seminarer og workshops også tælle som timers efteruddannelse, der kræves for at opretholde visse certificeringer eller akkrediteringer.

Udfordringer og kontroverser: Disse begivenheder er også scenen for livlige diskussioner om kontroversielle emner, hvilket giver plads til etisk, klinisk eller endda politisk debat.

Internationalt perspektiv: De store konferencer tilbyder et internationalt perspektiv, der gør det muligt for os at forstå, hvordan hjertekirurgi praktiseres i forskellige sammenhænge og kulturer.

Deltagelse i disse faglige møder er afgørende for alle hjertekirurgiske sygeplejersker, der ønsker at yde den bedst mulige pleje, samtidig med at de aktivt bidrager til udviklingen af deres fag.

Mentoring og coaching
nye sygeplejersker

Integrationen af en ny sygeplejerske på en afdeling, især på et område, der er så krævende og specialiseret som hjertekirurgi, er et følsomt øjeblik, både for den professionelle og for det eksisterende team. Mentoring og coaching er vigtige redskaber til at sikre en smidig overgang, fremme kompetenceudvikling og styrke sammenholdet i teamet.

Essensen af mentorskab : Mentoring er ikke bare teknisk træning. Det er et privilegeret professionelt forhold, hvor en erfaren sygeplejerske, mentoren, vejleder, støtter og rådgiver en nyankommen. Dette forhold er baseret på tillid, udveksling og gensidig forpligtelse.

Formidling af knowhow: Det hjertekirurgiske område er rigt på teknikker, protokoller og specialviden. Mentoren guider den nye sygeplejerske gennem denne kompleksitet og hjælper dem med at forbinde teori og praksis, finpudse deres færdigheder og tilpasse sig afdelingens særlige forhold.

Følelsesmæssig og psykologisk støtte: Hjertekirurgiens verden kan være stressende og følelsesmæssigt krævende. Mentoren er der for at hjælpe den nye sygeplejerske med at navigere i disse til tider tumultariske farvande og tilbyder et lyttende øre, råd og beroligelse.

Integration i teamet: Mentoren letter også den sociale og faglige integration af den nye sygeplejerske. Han eller hun fungerer som mægler, introducerer den nyankomne til teamet, afkoder afdelingens kultur og etablerer et klima af tillid.

Konstruktiv feedback: En af mentorens vigtigste funktioner er at give regelmæssig feedback. Denne feedback, som både er positiv og korrigerende, gør det muligt for den nye sygeplejerske at gøre fremskridt, justere sin praksis og opbygge sin selvtillid.

Mentorskabets udvikling: Selvom mentorforholdet i starten er meget struktureret, udvikler det sig over tid. Efterhånden som den nye sygeplejerske bliver mere selvstændig og selvsikker, tilpasser mentoren sin tilgang og tilbyder mere frihed, samtidig med at han eller hun er tilgængelig for støtte og rådgivning.

Værdsættelse af rollen som mentor: At være mentor er et ansvar, men også en måde at anerkende knowhow og erfaring på. Det er en mulighed for erfarne sygeplejersker for at give deres viden videre, men også for at udfordre sig selv, opdatere deres færdigheder og forny deres engagement i faget.

Skaber et varigt bånd: Mentoring fører ofte til et varigt professionelt forhold baseret på gensidig respekt og udveksling. Mentor og mentee kan blive kolleger, samarbejdspartnere eller endda venner, der deler en fælles historie og en passion for deres fag.

Mentoring og coaching af nye sygeplejersker er afgørende for at sikre en vellykket integration, styrke teamets færdigheder og garantere optimal pleje af hjertekirurgiske patienter. Det er en win-win-situation, der gavner både mentor, mentee, teamet og i sidste ende patienterne.

Kapitel 20

147

BALANCEN
ARBEJDSLIV

Genkendelse af tegn på udbrændthed

I hjertekirurgiens krævende og tempofyldte verden er det afgørende for sygeplejersker og alt medicinsk personale at genkende tegnene på udbrændthed. Ubehandlet udbrændthed kan ikke kun påvirke den pågældendes mentale og fysiske helbred, men også kompromittere kvaliteten af den pleje, der ydes til patienterne.

Fysiske symptomer: Udmattelse viser sig ofte som kronisk, uoverstigelig træthed, selv efter en hel nats søvn. Trætheden kan være ledsaget af hovedpine, muskelsmerter, søvnforstyrrelser, fordøjelsesproblemer og nedsat modstandskraft over for infektioner.

Forringede kognitive funktioner: Nedsat koncentration, hyppig glemsomhed, problemer med at træffe beslutninger og forlænget reaktionstid er alle advarselstegn. I en kirurgisk sammenhæng kan disse symptomer have dramatiske konsekvenser.

Følelser og humør: Udmattelse kan føre til humørsvingninger, øget irritabilitet, følelse af tristhed eller depression, følelse af isolation og nedsat personlig tilfredshed.

Adfærd på arbejdspladsen: Manglende interesse for arbejdet, faldende motivation, hyppig forsinkelse, flere lægefejl eller en tendens til at isolere sig fra kollegerne kan være tegn på udbrændthed.

Ændringer i sociale relationer: En tendens til at isolere sig, en manglende interesse for sociale aktiviteter eller hobbyer og en følelse af afstand til ens kære kan også være afslørende.

Negative holdninger: Et kynisk syn på arbejdet, en følelse af at være overvældet, af at være fanget i sit job eller tvivl om værdien eller meningen med ens arbejde er typiske symptomer på udbrændthed.

Risikoadfærd: Nogle mennesker kan udvikle selvdestruktiv adfærd som overdrevent alkoholforbrug, stofmisbrug, ubalanceret spisning eller anden risikoadfærd som reaktion på udmattelse.

Det er afgørende for sundhedspersonale, teamledere og endda familiemedlemmer at vide, hvordan man genkender disse tegn. Det gør dem i stand til at gribe hurtigt ind, tilbyde støtte og om nødvendigt henvise personen til de rette ressourcer. På det medicinske område, og især inden for hjertekirurgi, hvor hver eneste gestus tæller, er det at tage vare på sig selv uadskilleligt fra kvaliteten af den pleje, der ydes til patienterne.

Strategier for vedligeholdelse en sund balance

Sundhedspersonale, især dem, der arbejder i det krævende miljø inden for hjertekirurgi, er ofte under stort pres. Men det er vigtigt at opretholde en sund balance mellem arbejde og privatliv for at sikre kvalitet i plejen og samtidig bevare sit eget mentale og fysiske helbred. Her er nogle strategier, der kan hjælpe dig med at finde og opretholde den balance.

1. Prioritering og afgrænsning: Det er vigtigt at definere sine prioriteter klart, både professionelt og personligt. Det giver dig mulighed for at bruge tid på det, der virkelig betyder noget. At etablere grænser mellem arbejde og privatliv, som f.eks. at undgå at tage arbejde med hjem eller afbryde forbindelsen til arbejdsmails i ferien, kan hjælpe med at opretholde denne balance.

2. Tag dig tid til dig selv: Det er vigtigt regelmæssigt at afsætte tid til afslapning og fritid. Det kan være så simpelt som at læse en bog, træne, meditere eller tilbringe kvalitetstid med sine nærmeste.

3. Stresshåndtering: Teknikker som meditation, yoga og dyb vejrtrækning kan være gavnlige til at reducere stress. Det kan også være nyttigt at konsultere en terapeut eller en specialiseret coach for at lære passende stresshåndteringsstrategier.

4. Regelmæssig motion: Fysisk aktivitet er ikke kun godt for dit fysiske helbred, det er også en god måde at lindre stress på og forbedre dit humør takket være frigivelsen af endorfiner.

5. En afbalanceret kost: Korrekt ernæring understøtter fysisk og psykisk velvære. Hvis man spiser en afbalanceret kost, drikker nok vand og undgår at spise for meget, kan det forbedre modstandsdygtigheden over for stress.

6. Søvn: Det er vigtigt at få nok kvalitetssøvn. Mangel på søvn kan forværre stress, reducere den kognitive kapacitet og have en negativ indvirkning på helbredet.

7. Etablér et støttenetværk: At have kolleger, venner eller familiemedlemmer at tale med og dele erfaringer med kan være en stor hjælp til at koble af.

8. Løbende træning: At opdatere færdigheder og lære nye metoder kan reducere professionel angst og øge selvtilliden.

9. Lær at uddelegere: Det er vigtigt at erkende, at man ikke kan gøre alting selv. At uddelegere visse opgaver, hvad enten det er på arbejdet eller derhjemme, hjælper med at fordele byrden mere ligeligt.

10. Hold ferie: Det er vigtigt at holde pauser, selv korte, for at genoplade batterierne, hvile og komme stærkere tilbage.

Det er vigtigt at huske på, at det ikke er nogen skam at bede om hjælp, når balancen virker uhåndgribelig. Uanset om det er en sundhedsprofessionel, en mentor eller en person tæt på dig, er det første skridt mod en sund balance ofte at tale om dine følelser og lede efter løsninger sammen.

Betydningen af støtte socialt og fagligt

I den turbulente verden af medicin, og især i specialer så krævende som hjertekirurgi, er social og professionel støtte en livline for mange fagfolk. Det er langt fra bare "ekstra", men en grundlæggende søjle for trivsel, professionel effektivitet og lang levetid i faget. Lad os sammen undersøge, hvorfor denne støtte er så vigtig.

Social støtte, hvad enten det er fra familie, venner eller samfundet, giver et følelsesmæssigt tilflugtssted, et sted, hvor sygeplejersker kan genoplade deres batterier, udtrykke deres tvivl og frustrationer eller dele deres succeser. Denne form for støtte har en række fordele:

Modstandsdygtighed over for stress: Bare det at tale med nogen, du stoler på, om dine oplevelser, kan reducere virkningerne af stress. Delte følelser er ofte lettere at håndtere.

Perspektiv udefra: Venner og familie kan tilbyde et andet synspunkt, så personen kan se tingene fra en ny vinkel, uden for den medicinske kontekst.

Tilhørsforhold: At føle sig integreret og værdsat i en social gruppe øger selvværdet og selvtilliden.

Balance: Social interaktlon uden for arbejdspladsen hjælper med at opretholde en balance mellem arbejde og privatliv, hvilket er afgørende for den mentale sundhed.

Professionel støtte stammer derimod fra relationer mellem kolleger, mentorer og hierarkiske overordnede. Det er et sammenkoblet netværk, hvor viden, færdigheder og erfaring deles.

Professionel vækst: Mentorer og erfarne kolleger kan give råd, tips og teknikker, der beriger den enkeltes praksis.

Håndtering af udfordringer: Når man står over for en kompleks sag eller en uventet situation, kan teamet samles om at finde løsninger, hvilket reducerer følelsen af isolation.

Konstruktiv feedback: Ærlig, velvillig feedback hjælper dig med at forbedre dig, forstå dine fejl og lære af dem.

Solidaritet: At kende og blive anerkendt af sine jævnaldrende skaber en følelse af at tilhøre en tæt sammentømret gruppe, hvor det er naturligt at hjælpe hinanden.

Udveksling af ressourcer: Uanset om det drejer sig om et nyt kursus, en relevant artikel eller en kommende konference, er det professionelle netværk en guldgrube af information.

Støtte, hvad enten den er social eller professionel, er ikke en luksus: det er en nødvendighed. Det giver balance, styrke, vækst og velvære - vigtige elementer for enhver sundhedsprofessionel, der ønsker at yde den bedst mulige pleje og samtidig bevare sit eget helbred og sin passion for sit fag.

Kapitel 21

FREMTIDSUDSIGTER OG UDVIKLING AF PROFESSIONEN

Nuværende og fremtidige udfordringer
Hjertekirurgi

Hjertekirurgi, der befinder sig i krydsfeltet mellem medicin, teknologi og forskning, er i konstant udvikling. Fra den dristige begyndelse til den tekniske formåen i dag har den altid været i centrum for medicinske fremskridt. Men på trods af sine succeser står dette medicinske speciale over for en række nuværende og fremtidige udfordringer, som det er vigtigt at erkende og håndtere.

Aktuelle udfordringer :

- **Stigende patientkompleksitet**: I takt med at befolkningen ældes, og komorbiditeterne stiger, er patienter, der skal opereres, ofte ældre og har mere komplekse medicinske tilstande.
- **Begrænsede ressourcer**: I mange dele af verden er adgangen til topmoderne hjertekirurgiske faciliteter fortsat begrænset, hvilket understreger ulighederne i behandlingen.
- **Hurtig teknologisk udvikling** : Medicinsk teknologi udvikler sig i et hæsblæsende tempo. Det giver innovation, men også udfordringer med hensyn til uddannelse, tilpasning og omkostninger.
- **Antimikrobiel resistens**: Den stigende forekomst af lægemiddelresistens, især i forbindelse med postoperative infektioner, er et stort problem.

Fremtidige udfordringer :

- **Integration af kunstig intelligens (AI)**: Med fremkomsten af AI, hvordan kan disse teknologier bedst integreres for at forbedre diagnose, intervention og opfølgning, samtidig med at man sikrer, at fagfolk er ordentligt uddannede?
- **Bioteknologi og transplantation**: Fremskridt inden for kunstige hjerter og dyrkning af hjertevæv i laboratoriet kan revolutionere transplantation. Men

disse fremskridt vil kræve etiske, juridiske og kliniske justeringer.

Demografiske og epidemiologiske ændringer: Stigningen i ikke-smitsomme sygdomme, såsom fedme, kan føre til en stigning i hjertesygdomme, hvilket kræver passende planlægning og forberedelse.

Etik og patientautonomi: Efterhånden som de kirurgiske muligheder bliver mere varierede og komplekse, hvordan kan vi så sikre en informeret, patientcentreret beslutningstagning?

Klimaforandringernes indvirkning: Ekstreme vejrforhold, forurening og andre miljøfaktorer kan påvirke hjertesundheden. Hvordan kan hjertekirurgien tilpasse sig disse nye udfordringer?

Evnen til at forudse og navigere i disse udfordringer vil definere hjertekirurgiens fremtid. Det vil kræve tværfagligt samarbejde, efteruddannelse og en forpligtelse til innovation for at sikre, at specialet fortsat kan tilbyde banebrydende pleje, samtidig med at det udvikler sig med tiden.

Avancerede karrieremuligheder for sygeplejersker (praktiserende sygeplejerske, klinisk specialist osv.)

Sygepleje er en af grundpillerne i moderne medicin. Mens sygeplejerskens grundlæggende rolle er at yde direkte patientpleje, har sygeplejeområdet diversificeret og specialiseret sig betydeligt over tid og tilbyder mange avancerede karrieremuligheder. Takket være disse specialiseringer kan sygeplejersker ikke kun udvide deres kliniske område, men også påvirke sundhedspolitik, forskning, uddannelse og ledelse.

1. Praktiserende sygeplejerske (NP):

Den praktiserende sygeplejerske er en højt kvalificeret sundhedsperson, der er i stand til at stille diagnoser, ordinere behandlinger og selvstændigt håndtere visse patologier. Der er flere specialer for NP'er, herunder :

- Familiepleje NP
- IP i akut behandling
- IP i pædiatri
- IP i geriatri
- IP i psykiatri/mental sundhed

2. Klinisk sygeplejespecialist (CNS):

ICS'en er ekspert i et specifikt klinisk speciale. De spiller en central rolle i oplæringen af nye sygeplejersker, implementeringen af plejeprotokoller og forbedringen af plejekvaliteten.

3. Anæstesisygeplejerske :

Denne sygeplejerske er specifikt uddannet til at administrere anæstesi og arbejder tæt sammen med anæstesilæger, kirurger og andet sundhedspersonale for at sikre patienternes sikkerhed under kirurgiske indgreb.

4. Sygeplejerskeforsker :

Nogle sygeplejersker beslutter sig for at gå ind i klinisk forskning eller grundforskning. De kan arbejde med epidemiologiske undersøgelser, kliniske forsøg eller laboratorieforskning og derved bidrage til at fremme viden om sundhed.

5. Sundhedsplejerske :

Med fokus på lokalsamfundet arbejder sundhedsplejersker med sygdomsforebyggelse, sundhedsfremme og sundhedsuddannelse for befolkningen.

6. Juridisk konsulent for sygeplejersker:

Denne sygeplejerske bygger bro mellem jura og medicin og tilbyder ekspertise i juridiske spørgsmål relateret til medicinsk praksis, hvad enten det drejer sig om retssager, fejlbehandling eller rådgivning om love og regler.

7. Sygeplejerskeunderviser:

Uanset om det er på universiteter eller sygeplejeskoler,

spiller sygeplejerskeunderviseren en nøglerolle i uddannelsen af fremtidige generationer af sygeplejersker.

8. Sygeplejerske i management og ledelse:
Med yderligere uddannelse i ledelse kan sygeplejersker påtage sig lederroller inden for sundhedsfaciliteter og styre teams, budgetter og projekter.

9. Computersygeplejerske:
I skæringspunktet mellem sundhed og teknologi specialiserer denne sygeplejerske sig i sundhedsrelaterede informationssystemer og hjælper med at opsætte og optimere elektroniske patientjournaler og andre teknologier.

Disse avancerede karrierer kræver ofte yderligere uddannelse, specifikke certificeringer og dybdegående klinisk erfaring. Men de giver sygeplejersker mulighed for at have en endnu større indflydelse på patienternes sundhed og sundhedssystemet som helhed.

Sygeplejerskens rolle i forebyggelse og hjerteuddannelse

Sygeplejersker spiller en afgørende rolle i plejen af hjertepatienter. Ud over den direkte pleje omfatter deres mission også forebyggelse og patientuddannelse. Denne tilgang har til formål at udstyre patienterne med den viden og de færdigheder, de har brug for til at håndtere deres hjertesundhed, reducere de tilknyttede risici og forbedre deres livskvalitet.

1. Undervisning i sund livsstil:
Sygeplejersken øger patienternes bevidsthed om risikofaktorer, der kan ændres, såsom rygning, en stillesiddende livsstil og en ensidig kost. De tilbyder praktiske råd om, hvordan man får en sundere livsstil, og opfordrer til regelmæssig fysisk aktivitet, en afbalanceret kost og rygestop.

2. Bevidsthed om symptomer:

Sygeplejersken lærer patienterne at genkende advarselstegnene på et hjerteproblem, f.eks. brystsmerter, åndenød eller hjertebanken. Det kan føre til tidlig behandling og undgå komplikationer.

3. Håndtering af medicin:

Sygeplejersken forklarer rollen, fordelene og de potentielle bivirkninger ved hvert ordineret lægemiddel. Han eller hun understreger vigtigheden af compliance for at maksimere fordelene ved behandlingen og forhindre komplikationer.

4. Postoperativ opfølgning :

Efter hjertekirurgi underviser sygeplejersken patienten i sårpleje, gradvis genoptagelse af aktiviteter, overvågning af tegn på infektion eller komplikationer og eventuelle justeringer af behandlingen.

5. Støttegrupper:

Nogle sygeplejersker kan facilitere eller henvise patienter til støttegrupper, hvor de kan dele erfaringer, støtte hinanden og lære nye strategier til at håndtere deres sygdom.

6. Sekundær forebyggelse :

For patienter, der allerede har været udsat for en hjertehændelse, understreger sygeplejersken vigtigheden af sekundær forebyggelse, dvs. at forhindre gentagelser. Det indebærer regelmæssig lægekontrol, indtagelse af ordineret medicin og en livsstil, der er sund for hjertet.

7. Samarbejde med andre sundhedsprofessionelle:

Sygeplejersker samarbejder med andre faggrupper, f.eks. kardiologer, ernæringseksperter, fysioterapeuter eller psykologer, for at tilbyde holistisk pleje, der er skræddersyet til den enkelte patient.

Sygeplejersker spiller en central rolle i hjerteforebyggelse og -uddannelse. Da de ofte er patientens første kontaktpunkt, har sygeplejersker mulighed for at påvirke adfærden positivt, opmuntre patienterne til selv at håndtere deres sygdom og yde et væsentligt bidrag til forebyggelsen af hjerte-kar-sygdomme.

Kapitel 22

159

KONKLUSION

ADELEN AF SYGEPLEJEPROFESSIONEN I HJERTEKIRURGI

At være sygeplejerske inden for hjertekirurgi betyder, at man vælger at stå på grænsen mellem menneskelivets skrøbelighed og den moderne medicins genialitet. Det betyder at omfavne et kald, der kombinerer videnskab, teknologi, medfølelse og dedikation. Denne profession, der er ladet med følelser og ansvar, er indbegrebet af adel i den medicinske verden.

1. Red hjertet, symbolet på liv :
Hjertet, den centrale pumpe, der giver liv til alle dele af vores krop, er et helligt organ i mange kulturer. At beskytte og pleje hjertet er at røre ved selve essensen af livet. Hjertekirurgiske sygeplejersker spiller en aktiv rolle i denne mission med uovertruffen hengivenhed og dygtighed.

2. Viden, der kombinerer teknisk ekspertise og menneskelighed:
Sygeplejersker, der specialiserer sig inden for dette område, har omfattende teknisk viden. Men deres tekniske færdigheder kan ikke skjule den menneskelighed, der er kernen i deres praksis. Hver patient er unik, og sygeplejersker udviser grænseløs empati for at forstå, berolige og støtte dem.

3. Mod under pres :
Nødsituationer er hyppige inden for hjertekirurgi. I disse kritiske øjeblikke udviser sygeplejerskerne bemærkelsesværdig modstandsdygtighed og bevarer roen, overblikket og præcisionen for at sikre de bedst mulige chancer for succes.

4. Løbende engagement i patientens velbefindende:
Uden for operationsstuen spiller sygeplejerskerne en afgørende rolle i patientens helbredelse og rehabilitering. Deres engagement slutter ikke med operationen, men fortsætter med overvågning, uddannelse og

følelsesmæssig støtte, hvilket afspejler en urokkelig vilje til at se alle patienter vende tilbage til et fuldt og sundt liv.

5. Respektfuldt samarbejde:
Fagets ædelhed kommer også til udtryk i sygeplejerskens evne til at arbejde i harmoni med et tværfagligt team. Gensidig respekt, lytning og vidensdeling er afgørende for at yde optimal pleje.

6. En urokkelig etik :
Stillet over for etiske dilemmaer og den moderne medicins udfordringer forbliver den hjertekirurgiske sygeplejerske en vogter af fagets grundlæggende principper: velvilje, retfærdighed, autonomi og ikke-skadelighed.

7. Konstant udvikling :
Hjertekirurgi er et område i konstant udvikling. Sygeplejersker udviser en tørst efter at lære, tilpasse sig nye teknologier og innovative metoder, samtidig med at de bevarer det menneskelige aspekt af plejen.

Hjertekirurgisk sygepleje er ikke bare en profession; det er et kald, et kald til at tjene, til at udmærke sig, til at berøre liv på en dybtgående måde. Det ædle ved denne profession ligger ikke kun i dens tekniske færdigheder, men frem for alt i dens umådelige lidenskab, hengivenhed og kærlighed til menneskeheden.

Fortsætter med at udvikle sig at betjene patienterne bedre

Den medicinske verden er som en levende organisme i konstant forandring. Nutidens medicin, med dens teknologiske fremskridt og opdagelser, er radikalt anderledes end for et par årtier siden. Stillet over for denne uhæmmede dynamik har sundhedspersonale, og især sygeplejersker inden for hjertekirurgi, et stort ansvar: at fortsætte med at udvikle sig for at kunne yde en bedre service til deres patienter.

Udvikling gennem efteruddannelse :
Læring stopper aldrig rigtig for sygeplejersker. Nye kirurgiske teknikker, innovativ medicin, banebrydende udstyr... Alt sammen kræver regelmæssig træning for at sikre sikre og effektive indgreb. Denne uendelige søgen efter viden er drevet af et dybt ønske om at yde den bedst mulige pleje.

Tilpasningsevne til teknologi:
Den digitale tidsalder har ændret sundhedslandskabet markant. Elektroniske patientjournaler, telemedicin, fjernovervågningsudstyr er blot nogle få eksempler på, hvordan teknologien er trængt ind i den daglige praksis. Den moderne sygeplejerske omfavner disse værktøjer, ikke som erstatninger, men som supplementer, der forbedrer kvaliteten og præcisionen af plejen.

Aktiv lytning og kommunikation :
Når verden bliver mere og mere støjende, bliver kunsten at lytte en værdifuld skat. Ved at lytte til deres patienter kan sygeplejerskerne opfange nuancer og detaljer, som måske ikke fremgår af en almindelig lægeundersøgelse. Denne aktive lytning, kombineret med effektiv kommunikation, opbygger et tillidsforhold mellem patient og plejer.

Humanisering af plejen:
Med tilstrømningen af teknologiske innovationer er det afgørende ikke at miste det menneskelige aspekt af plejen af syne. Hver patient er unik med sin egen historie, håb og frygt. Ved at anerkende og ære denne individualitet tilføjer sygeplejerskerne en dimension af empati og medfølelse, som er afgørende for holistisk helbredelse.

Tværprofessionelt samarbejde:
Den medicinske verden er forbundet med hinanden. Hjertekirurgiske sygeplejersker arbejder tæt sammen med kirurger, kardiologer, anæstesilæger og andre fagfolk. Dette samarbejde, der er baseret på gensidig respekt, sikrer, at patienten får gavn af omfattende pleje.

Etisk refleksion:
Når sygeplejersker står over for komplekse medicinske

dilemmaer, bliver de ofte bedt om at reflektere etisk og sætte patientens velbefindende i centrum for enhver beslutning.

At blive ved med at udvikle sig for bedre at kunne betjene patienterne er ikke bare en faglig nødvendighed, det er en moralsk forpligtelse. Det er et løfte, som enhver sygeplejerske giver, ikke kun til sine patienter, men også til sig selv: aldrig at stoppe med at lære, lytte og innovere for alles velbefindende.

Opmuntring og rådgivning
for kommende sygeplejersker inden for området

Den vej, du har besluttet dig for at gå, er en af de ædleste og mest givende, der findes. Hjertekirurgi er et banebrydende område, der ikke kun kræver exceptionelle tekniske færdigheder, men også en dyb følelse af menneskelighed. Som sygeplejersker vil I være garanter for kvaliteten af den pleje, patienterne får, fra det øjeblik de træder ind over hospitalets dørtærskel, til de er helt raske igen. Her er et par opmuntrende ord og råd til at hjælpe jer på vej.

1. Tro på din mission:
Du kommer til at spille en vigtig rolle i alle patienters vej til helbredelse. Dit bidrag er fundamentalt, selvom det nogle gange undervurderes. Husk altid, at dit arbejde har en dybtgående indvirkning på livet for de mennesker, du plejer.

2. Hold aldrig op med at lære:
Medicin udvikler sig hurtigt, og det samme gør teknologien. Invester i efteruddannelse for at holde dig på forkant med dit felt og sikre den bedst mulige pleje af dine patienter.

3. Dyrk empatien:
Tekniske færdigheder er vigtige, men det er evnen til at forstå og knytte følelsesmæssige bånd til patienterne også. Din medfølelse og empati vil ofte være patienternes livline i svære tider.

4. Arbejd sammen:
Hjertekirurgi er en holdindsats. Lær at arbejde tæt sammen med kirurger, anæstesilæger, diætister og andet sundhedspersonale. Sammen kan I yde omfattende og holistisk pleje.

5. Pas på dig selv:
At arbejde med hjertekirurgi kan være stressende og udmattende. For at kunne tage dig af andre, skal du først tage dig af dig selv. Find måder at koble af på, hvad enten det er gennem hobbyer, motion eller meditation.

6. Søg støtte:
Uanset om det er mentorer, kolleger eller professionelle støttegrupper, så omgiv dig med mennesker, der kan tilbyde råd, tryghed og forskellige perspektiver.

7. Vær ikke bange for at fejle:
Du vil begå fejl, ligesom alle andre. Det vigtige er at lære af disse fejl og bruge dem som en mulighed for at vokse.

8. Bevar passionen:
Det, der i første omgang fik dig til at vælge dette felt, var en passion for at hjælpe andre. Glem aldrig den gnist, for den vil guide dig gennem selv de sværeste tider.

9. Vær stolt:
Uanset hvilke forhindringer du støder på, skal du vide, at du udfører et utroligt vigtigt arbejde. Hver dag har du mulighed for at ændre liv, og det er noget at være stolt af.

Hjertekirurgisk sygepleje er en unik blanding af videnskab, kunst og menneskelighed. Ved at dyrke både dine tekniske færdigheder og din evne til at komme i kontakt med patienterne, vil du gøre en uvurderlig forskel. Held og lykke og velkommen til dette vidunderlige eventyr!

Ordliste over medicinske termer

En ordliste over medicinske termer er meget omfattende og kan indeholde tusindvis af opslagsord. Her er en ikke-udtømmende liste over nogle almindeligt anvendte medicinske termer med korte definitioner:

Anæmi: fald i antallet af røde blodlegemer eller mængden af hæmoglobin i blodet.

Biopsi: udtagning af en vævsprøve til mikroskopisk undersøgelse.

Cyanose: Blålig misfarvning af huden på grund af iltmangel i blodet.

Dyspnø: Åndedrætsbesvær eller kortåndethed.

Elektrokardiogram (EKG): Optagelse af hjertets elektriske aktivitet.

Fibrose: Overdreven dannelse af fibrøst væv, ofte efter betændelse eller skade.

Glykæmi: koncentration af glukose i blodet.

Hypertension: Højt blodtryk.

Immunologi: Studiet af immunsystemet og dets reaktioner på forskellige patogener.

Gulsot: gulfarvning af hud og øjne på grund af en stigning i bilirubin i blodet.

Keratin: Et protein, der findes i hud, negle og hår.

Leukocytter : Hvide blodlegemer, der er involveret i kroppens forsvar mod infektioner.

Metabolisme: Alle de kemiske reaktioner, der finder sted i kroppen for at opretholde livet.

Neoplasi: unormal vækst af celler, som kan føre til en tumor.

Onkologi: Undersøgelse og behandling af tumorer.

Patogen: Organisme eller agens, der kan forårsage sygdom.

Kvadrant : Inddeling af et anatomisk område i fire dele, ofte brugt til at beskrive placeringen af mavesmerter.

Remission: Reduktion eller forsvinden af tegn og symptomer på en sygdom.

Serum: Den flydende del af blodet, der er tilbage efter koagulation.

Takykardi: Accelereret hjertefrekvens.

Sår: åben læsion, som regel smertefuld, der dannes på huden eller slimhinderne.

Vaskularisering: Tilførsel af blod til et væv eller organ.

WBC: Hvide blodlegemer.

Xenograft: transplantation af væv eller organer fra en anden art.

Yoga: En praksis, der kombinerer stillinger, åndedrætsøvelser og meditation for at fremme fysisk og mental sundhed.

Helvedesild: Virussygdom karakteriseret ved smertefulde udbrud i huden langs en nerve.

Dette er et begrænset udvalg af medicinske termer, og det medicinske område er så stort, at det ville være umuligt at dække dem alle her. Hvis du leder efter specifikke termer eller mere information om et bestemt emne, så lad os det vide!